许尤佳教授说
儿童脾胃养护

许尤佳 著

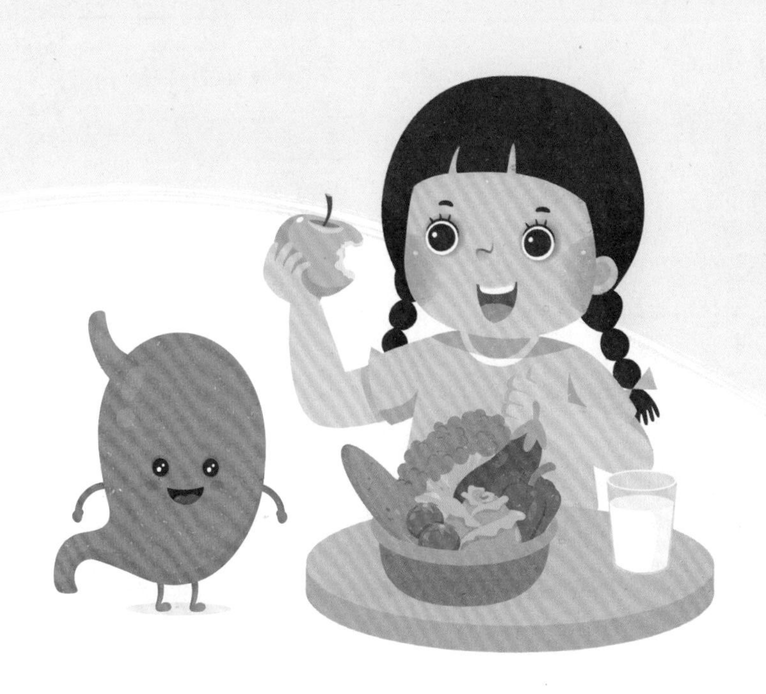

SPM 南方传媒
广东科技出版社
全国优秀出版社
·广州·

图书在版编目（CIP）数据

许尤佳教授说儿童脾胃养护 / 许尤佳著 . — 广州：广东科技出版社，2022.11 （2025.5 重印）
ISBN 978-7-5359-7951-3

Ⅰ . ①许… Ⅱ . ①许… Ⅲ . ①小儿疾病—脾胃病—食物疗法 Ⅳ . ① R247.1

中国版本图书馆 CIP 数据核字 (2022) 第 179176 号

许尤佳教授说儿童脾胃养护

Xu Youjia Jiaoshou Shuo Ertong Piwei Yanghu

出 版 人：严奉强
策划编辑：高　玲
责任编辑：高　玲　杜怡枫
特约编辑：陈　喆
装帧设计：深圳市弘艺文化运营有限公司
责任校对：李云柯
责任印制：彭海波
出版发行：广东科技出版社
（广州市环市东路水荫路 11 号　邮政编码：510075）
销售热线：020-37607413
https：//www.gdstp.com.cn
E-mail：gdkjbw@nfcb.com.cn
经　销：广东新华发行集团股份有限公司
印　刷：广州市东盛彩印有限公司
（广州市增城区新塘镇上邵村第四社企岗厂房A1　邮政编码：510700）
规　格：787 mm × 1 092 mm　1/16　印张 13　字数 210 千
版　次：2022 年 11 月第 1 版
2025 年 5 月第 4 次印刷
定　价：69.80 元

如发现因印装质量问题影响阅读，请与广东科技出版社印制室联系调换（电话：020-37607272）。

目录

第3章 药补不如食补，做好喂养最重要

第4章 助消化，没你想象的那么难

CONTENTS

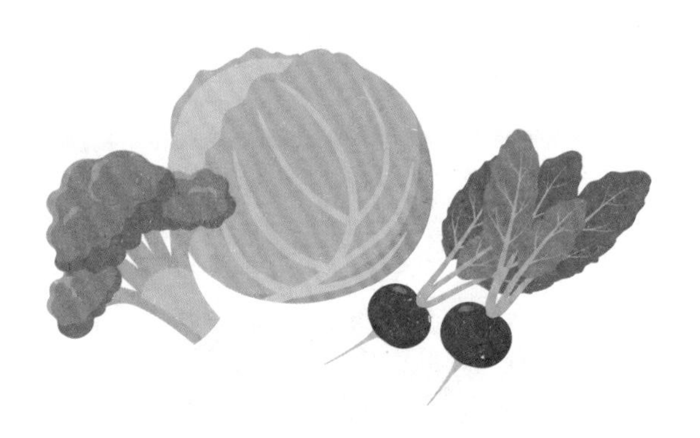

第⑥章
家长最焦虑的便秘问题，这么“通”就好了

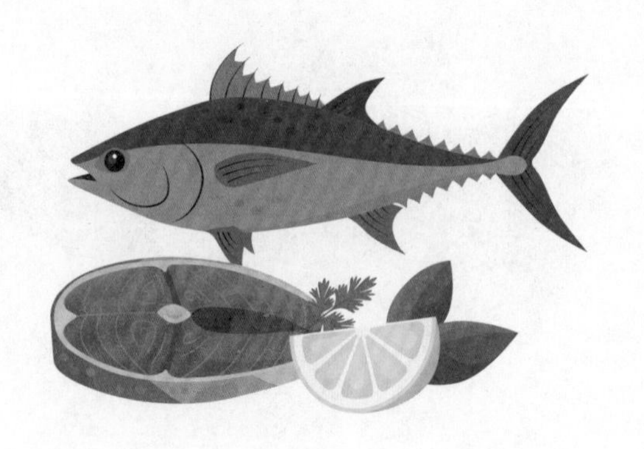

CONTENTS

第7章
学会健脾益气，孩子的体质才会越来越好

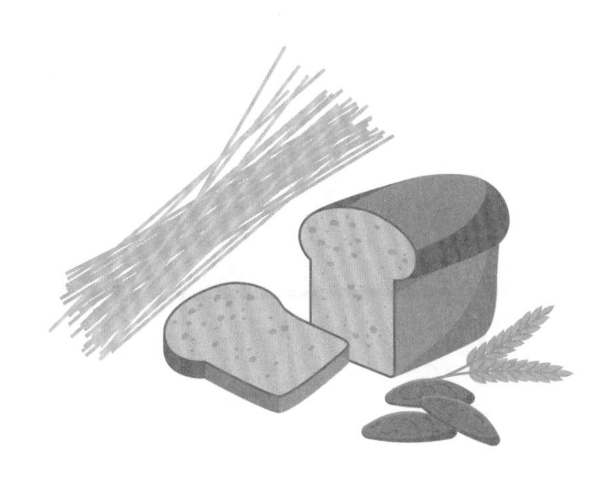

第1章 孩子常生病，要从脾胃找原因

总是为孩子免疫力低下、经常生病而发愁的家长，不要再盲目选择营养品、补剂，为孩子花冤枉钱了。脾胃是“后天之本”，呵护好孩子的脾胃，其实就掌握了让孩子健康少病的秘诀。

第❶节

孩子去医院多过去公园，是免疫力问题吗？

家长问：“孩子今年3岁，身高95cm，体重12.5kg；困扰我的最大问题是孩子非常容易感冒，反复上呼吸道感染。我们做家长的只能笑称孩子‘去医院多过去公园’。为此我们带孩子看过医生，得到的答案是孩子免疫力低下。这种情况下，我该给孩子吃一些增强免疫力的儿童保健品、益生菌补剂吗？”

翻开这本书的您，也许还有许多亟待解决的育儿问题，希望能立即在书中找到解决方法，但急于解决孩子各种小病、小痛，难免会知其然不知其所以然。有时孩子这个症状缓解了，另一个新状况又出现了。

因此，不妨先从这位家长提出的问题入手，把顾护孩子脾胃的知识学通、学透，让孩子少生病、长得壮。相信这个问题也使很多家长困扰：为什么我家孩子总是小毛病不断？到底该如何增强孩子免疫力？

其实，在很多家长的观念里，都会认为想要孩子身体好，就要增强免疫力，因此，孩子一生病，家长就将之归因为“免疫力低下”。似乎只要增强免疫力，孩子的各种问题就能迎刃而解。

但这条“金科玉律”也让不少家长犯难，有不少家长向我反映：“免疫力这个东西看不见、摸不着，很多免疫力专家都很‘务虚’——这个说要多运动，那个说要营养均衡，还有直接上来推销儿童保健品的，真让我们这些家长焦虑！”

任何保健品、营养品、补品，都不宜给孩子长期吃

首先要注意，我不推荐让孩子长期服用任何保健品、营养品及补品。家长擅自给孩子长期服用，其实并不利于小孩成长。比如，过量补充钙、维生素D等营养素，会导致孩子患肾结石、急性中毒；而长期服用人参、鹿茸等补

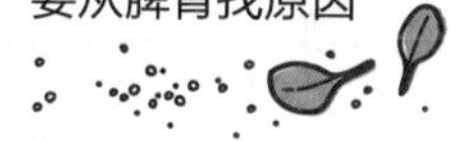

品，甚至可能会导致孩子性早熟。

其实，关于孩子生病这个问题，不妨换个思路来看待。

偶尔生病，反而对孩子好

遇到孩子生病，经验再丰富的宝爸宝妈也会焦虑不安，甚至手忙脚乱。但其实，大多数小儿常见病都是自限性疾病，家长无须过度担心。孩子偶尔患自限性疾病，小病一场，反而能增强孩子的免疫力。

自限性疾病是在疾病发展到一定程度后，靠机体调节能够控制病情发展并逐渐痊愈的一种病症，一般只要不存在并发症，对证用药即可痊愈。

而孩子感冒发热，恰恰是孩子体内“正邪相争”的表现，身体在受到病原体攻击时启动了自我保护机制，形成病原体抗体，病愈后孩子的免疫力也会相应增强。

经常生病，表明孩子体质虚弱、正气不足

如前面提问的家长所述，如果孩子去医院多过去公园，那么确实要考虑免疫力方面的问题。对此我更推荐用中医育儿的思路去看待“增强免疫力”这件事。

现代医学所说的免疫力，从中医的角度看，是正气。免疫力低下，其实就是正气不足的表现。

家长问到的“孩子非常容易感冒，反复上呼吸道感染”的问题，其实恰恰是孩子正气不足以完全抵御病邪的体现，以至于孩子相比发育完全、正气充沛的成年人更容易生病。《黄帝内经》也称“正气内存，邪不可干”，意思就是体内正气充沛，导致人们生病的病邪就无可乘之机。

在中医临床中还有一些案例，孩子本身体质非常虚弱，正气不足，在攻邪的同时，甚至要给身体里的正气“补粮草”——使用一些有补益功效的药物或汤方，起到扶正的作用。正气到底是什么？如何给常生病的孩子增强免疫力、扶正气？别急，接下来我们继续详解。

第2节

中医说的“正气”，到底是什么？

家长问：“明明生活习惯一样、喂养方式一样，为什么大宝和二宝体质相差那么大？大宝好带省心，小宝瘦弱多病。许教授您说这和孩子的正气相关，正气到底是什么？该如何给孩子提正气？”

世界上没有两片完全相同的叶子，孩子也是如此。哪怕共同生活，衣食住行、情志等养育方式完全一样，但一个孩子比另一个孩子更健康、更健壮，也是完全有可能的。

前面说，可以简单将正气等同于免疫力，实际上这个说法还不能完全解释“正气是什么”的问题。

正气是什么？

从中医的角度出发，但凡能抵御外邪，使人生长、发育的物质，都属于正气的范畴，它包含了营、卫、气、血、津、精、神等。其中，营、卫、气、血是人体生命活动必需的物质和动力基础。

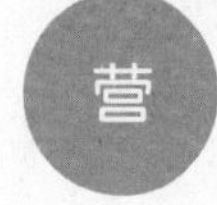

是运行于经脉中而具有营养作用的气，是血液的重要组成部分

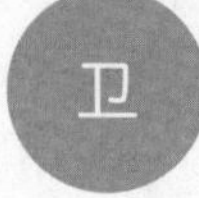

是运行于经脉之外，真正发挥保卫作用的气，具有温养内外、护卫肌表、抗御外邪、滋养腠理、启闭汗孔等功能

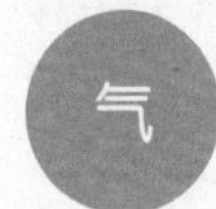

是使人体各脏腑器官发挥作用的原动力

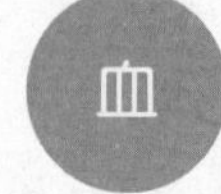

是指流淌于经脉脉管中的血液，具有营养和滋润全身的生理功能

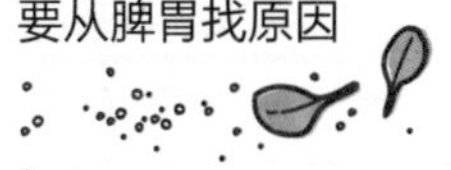

用一个简单的比喻就能更好地理解：气血虚弱，就如同一辆年久失修的汽车，不仅缺汽油，各零部件也没有很好地保养打磨，自然无法长时间行驶，可能遇到一场风沙或暴雨，车子就容易受损、出故障。套用在孩子身上也容易理解：体质弱、正气不足的孩子，很难抵挡外邪对身体的侵袭。

外邪是什么？

当人与自然和谐相处的时候，内外平衡，自然不容易生病。但是，当气候变化异常，又或者孩子自身体质娇弱，无法与外界环境相适应时，原本的微风就会变成流窜的风邪，寒暑温度也会变成寒邪与热邪。这些外感病邪侵袭身体，就会导致疾病的发生。

自然界有风、寒、暑、湿、燥、火六气，它们共同维护我们的正气，但这六气太过就成为六邪，可伤人类肌体，其伤人时，人之营卫之气最先与之抗争搏斗。

正气足的孩子，抵御外邪的能力会更强，哪怕生病了，体内的邪气也会被迅速赶走，病也相对好得更快。而正气不足的小朋友，不仅更容易生病，有时还会出现病情缠绵不绝、反复难愈的情况，哪怕仅仅是一个小感冒，也会拖拖拉拉两三周才好。

其实，这正是正气太过虚弱，正邪相搏无法分出胜负而出现长时间缠斗的结果。这类孩子去医院看病，有经验的医生在开方用药的时候，除了开具帮助驱邪的药，还会添加一些扶正的药物，即“既搬救兵，又补粮草”。

想要孩子少生病，关键要从补足正气出发，这不是盲目地给孩子使用保健品、营养品、滋补品就能达到理想效果的。

想正确地给孩子补正气，就要先知道正气从哪来。有一部分的正气和先天禀赋有关，哪怕后天养育方法完全一样，有些孩子的体质是赢在起跑线上的，这和父母的体质以及各位宝妈在孕期的饮食、作息、情绪等多方面因素有关。

先天不足无法改变，但有一种后天化生正气的方法，给足了家长们发挥的空间，这也是这本书重点要聊的主题，那就是孩子的后天之本——脾胃的合理养护。

第3节

孩子常生病，是因为你不会护脾胃！

家长问：“我发现，孩子生病总是有预兆，有时带孩子外出吃大餐，或某顿饭给孩子多喂了些食物，孩子之后几天精神就会不太好，晚上睡觉翻来覆去，或半夜惊醒，再之后就会感冒或喉咙发炎。难道孩子生病其实是‘病从口入’，是我们给孩子吃的东西不卫生、不干净？”

前面我们聊到，孩子的正气与脾胃消化息息相关。这位家长其实猜对了一半：孩子瘦小、易病，确实和喂养有关。但并不像她认为的那样，是因为给孩子吃了不卫生的食物，真正的原因，在于喂养方法和喂养量上。

孩子是否健康少病，全看脾胃是否健康

中医认为，脾胃是后天之本，是气血生化之源，承担着化生气血的重任。

脾主运化，也就是把我们吃进肚子的食物，转化成精微营养，同时运输到全身，濡养五脏六腑，使它们能够正常地运转，《金匮要略注》也称，“五脏六腑之血，全赖脾气统摄”。由此可见脾的重要性，可以说，脾是否健运，直接影响人的健康。

脾若失健运，运化水谷精微的能力减退，机体消化吸收失常，人首先会很没精神，做什么都提不起劲，看起来很虚弱，严重的话人的新陈代谢、生长发育、日常活动都会受影响，甚至会出现气血生化不足等病变。

胃，作为脾的“最佳拍档”，主要有受纳的功能，所有食物都要经过胃的初步消化，再往下传导至小肠。在胃和脾的共同作用下，才能使食物真正转化为气血津液，供养全身。

脾胃健运、配合无间，生化的营养精微能化生气血；气血充盈、五脏六腑正常运作，营卫正气也就能充盈全身。所以，想让孩子少生病，增强免疫

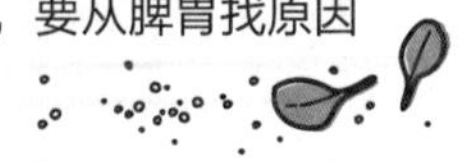

力，呵护脾胃才是根本。

孩子天生“脾常不足”，更要呵护好脾胃

孩子的体质其实和成年人非常不一样，《小儿药证直诀》中形容孩子的体质特点，称其“五脏六腑，成而未全，全而未壮”；明代医家万全甚至明确指出孩子先天“三不足两有余”，其中，最主要的一个特点就是“脾常不足”。

孩子多病、易病，正是受他们自身的体质影响。在孩子已经先天脾常不足、脾胃虚寒的情况下，家长就更要呵护好孩子的脾胃。

脾胃虚弱、运化功能差，有哪些表现

家长可以根据以下3点快速判断孩子是否脾胃虚弱、运化能力差：

看消化

脾胃虚弱的孩子，消化能力一般都很差。如果您家孩子总是肚子胀、食欲差、吃一点就饱，经常追着喂饭，大便常不正常，要么长期便秘，要么大便溏稀，有时还能看到没消化的食物残渣，就说明其脾胃消化功能肯定是偏弱的。

看形体

并不是说孩子吃得多、食欲旺盛，就意味着孩子脾胃功能好。临床上不乏有一些瘦瘦小小、能吃但不长个子的小朋友（如胃强脾弱）。仔细观察这些小朋友，其往往身体瘦弱，肌肉比较松软无力。若吃进肚子的食物遇上虚弱失运的脾胃，无法很好地濡养身体，就会导致孩子营养不良，甚至生长发育落后。

看精神

脾胃虚弱，无法正常运转，会导致孩子气血不足，不仅会影响生长发育，还会影响到孩子整体的精神面貌。那些安静内向、话少、不愿意动、整个人没什么精神、走几步就喊累要抱的孩子，往往也是脾胃消化功能有问题的孩子。

一般来说，脾虚的孩子，无论是在形体还是精神状态上，都会有一些表现，只要家长平时多观察，肯定可以发现。

从事儿科临床三十多年，经常有家长向我倾诉，自从养娃后变得很紧张、很焦虑，觉得孩子经常生病是由于自己的疏忽。其实归根结底，绝大多数孩子身上的小病小痛，都是脾胃没有呵护好导致的。

在这里，我也想请家长们放松一些，不要给自己太大压力。在我看来，养好孩子，让孩子少生病、长肉长个子，其实也不难，只需要抓住一个关键，顾护好脾胃，让孩子消化好。

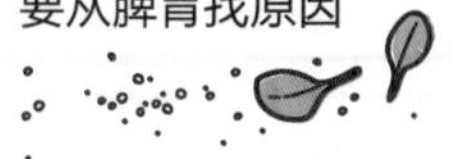

第4节

喂养不忌口，损耗脾胃“头号元凶”

家长问：“已经不止一次和婆婆因为喂养孩子的事争执，请教授来评评理。老人家喜欢给孩子多喂，有时孩子每餐食量我一个成年人看着都觉得多，但婆婆认为，把孩子的胃撑大一点，孩子能更好养；把孩子养胖点，孩子免疫力更强。拗不过老人家，但看着孩子吃撑、便秘，经常湿疹，不知怎么劝才好？”

前面讲到，胃主受纳，脾主运化，两个“最佳拍档”强强联合，孩子的正气才充足，才能有更强的能力抵御外界的病菌病邪，不容易生病。

不少家长提出过和这位家长类似的问题：该不该强制喂孩子很多食物？随着生活水平的提高，越来越多的年轻家长，打破过去“多吃是福”的固有认知，更注重孩子营养摄入的合理性，也更有兴趣了解科学育儿的知识，这是一件好事。

“把孩子的胃撑大”，这本就是一个伪科学，孩子无法通过这种喂养方法，健康地增大自己的胃容量，让自己更能吸收营养、长得更好。事实上正相反，孩子的胃不会被撑大，却会被过量的食物所累，脾胃受损，失去原本的运化能力，反而长得更不好。

如何和老人说清楚、讲明白？ 自然是以温和、包容但坚决的态度和老人家说清楚脾胃与健康的关系，最关键的是，家长自己要掌握科学的儿童喂养知识，把其中的道理讲明白。最好能“全家总动员”，不要做育儿路上孤军奋战的“勇士”。

为孩子营造良好的家庭氛围，对其生长发育、身体健康也至关重要。关于这点，我们将在之后的章节里详细聊聊。

孩子厌食、不爱吃饭，就是因为吃太多

孩子身体不适时往往会发出某种信号。在与不太会自我表达的孩子相处时，尤其要注意这类信号。比如，给孩子喂食过量，超过其脾胃负荷的时候，孩子的身体自然就会发出拒绝食物的信号。有的家长很苦恼，孩子瘦瘦小小，挑食厌食，不爱吃主餐，家长只好费尽心思，做一些点心餐、水果餐、零食餐。其实，这些加餐反而占用了三餐主餐的“份额”，也助长了孩子不爱主餐、专挑自己喜欢的食物吃的行为。

如果孩子长期厌食，那么可能是消化系统出现了问题。中医称之为“脾虚”，意思就是脾胃有些受损、怠工，因此身体自然也不会“欢迎”食物。这种情况下，给孩子吃再多，也是很难被消化吸收的。

小贴士

孩子厌食，是缺锌吗?

孩子厌食与缺锌可能有关系，但不是主要原因。如果孩子真的是因为缺锌而厌食，那么用一点补剂，厌食症状很快就会改善。但是家长会发现，喝了补剂后孩子不爱吃饭的情况依然没有改善。这主要是因为脾胃出现了问题，导致食物没有被很好地消化吸收，从而出现了缺锌的结果。这时候孩子可以补充锌，但是要从根本上解决厌食的问题，还是要先解决脾胃的问题。

当孩子不爱吃饭的时候，正确的做法是让孩子少吃一些，给脾胃减负，修复脾胃状态。但部分家长却总是想尽办法让孩子多吃一些，结果反而进一步损伤脾胃，加重了厌食，甚至导致长期脾虚的结果。

“孩子不吃，你不要理他。”喂养孩子，最重要的就是保证他的消化状态好，脾胃健旺，让身体发出“欢迎”食物的信号。脾胃好了，营养可以被很好地消化吸收了，就能长高长壮，体质也会变好。这样做，孩子就能比追着喂饭的时候更省心、更容易长肉。

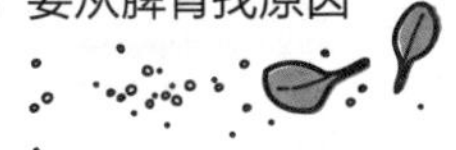

孩子吃多了，也不见得是好事

我在各种场合都讲过这句话：“孩子不吃你不要理他”，后半句是“孩子吃多了你要控制他”。

绝大多数家长误踩的“雷区”是“孩子主动乐意吃饭，并且吃很多，是好事”。其实早在古代，我们的儿科医生就已经“辟谣”了这种观点。

《育婴秘诀》里就说：“小儿无知，见物即爱，岂能节之？节之者，父母也。父母不知，纵其所欲，如甜腻粑饼、瓜果生冷之类，无不与之，任其无度，以致生疾。虽曰爱之，其实害之。”

意思就是说：小孩子没有办法自己节制，觉得好吃就算是吃到肚子不舒服也要吃。如果父母也不懂，放纵他们随心所欲地吃，没有限制地给孩子乱吃，就会把肠胃搞坏，孩子就会非常容易生病。

很多家长不太了解的是：孩子在刚开始吃撑、脾胃负担很重、肚子被食物撑得圆鼓鼓的时候，是不太舒服的。为了缓解这种不适，孩子不仅不会停下来，反而会吃更多的食物，想要压制住这种不适。等到孩子真正出现前面所说的厌食信号时，脾胃往往已经受损一段时间了。

对于这类“小馋猫”，家长要做的是控制他们的食量。一般来说，孩子每顿吃到七成饱就够了，即发现孩子进食速度明显变慢，对食物的兴趣明显减弱，喜欢的食物也有一口没一口地吃，此时就可以让孩子停止进食了。如此，就能比较好地把控孩子的三餐正常食量，不让其脾胃受累。

偶尔一顿吃撑，也不用太慌张，找到适合孩子的消食方法就好了。比如之后2～3天清淡饮食，找一些助消化的食疗方、食疗饮，多带孩子出门散步，使用助消化的小儿推拿方法等。关于这些知识，我会在之后的章节中详细教给大家。

第5节

用药不当，孩子脾胃也会越来越差！

家长问：“3岁，是我家孩子健康的分水岭。3岁前好带易养，除了必要的保健，几乎没怎么去过医院；3岁时的一次上呼吸道感染，开启了孩子频繁就医之路，孩子病好后体质明显差了很多，变得虚弱易病，没过多久又因为感冒发热就医。近年来因为呼吸系统疾病反复的问题，已经频繁多次进出医院，挂不同的专家号看病，但病情仍然反反复复。请问这究竟是什么原因？难道我们家长哪里做错了？”

很多孩子的常见病，都和呼吸系统有关。为何病邪“偏爱”孩子的呼吸系统？原因在中医理论中有迹可循。中医里有句老话，“脾土生肺金”，意思是脾的健运与否，直接影响到肺是否强健。通俗地理解，脾可以被称作肺的母亲，当脾受累、虚弱，“母病及子”，肺功能也会转衰。

这个中医里的“肺”，对应的就是现代临床医学里的呼吸系统。

在小儿天生五脏“三不足”中，就包括脾常不足，肺常不足。由于这对天生功能“不足”的“母子”，孩子更容易积食，更容易生病。随着孩子年龄的增长，要逐渐让脾、肺功能变得健全起来。

既然肺不足，常患呼吸系统疾病，那么在给孩子治病的时候，要注意有一大损脾的调治“雷区”，很容易导致孩子的脾胃、正气越来越差。

这位家长的孩子呼吸系统疾病反复，很可能也是这个原因。

滥用消炎药、抗生素，杀灭病菌的同时，也在损伤正气

孩子生病，滥用消炎药、抗生素治病的问题，我一直非常关心。从理论上讲，抗生素的作用是消灭致病细菌，除去致病之源。病菌侵袭人体的时候，身体自然会以正气驱邪，与之抗衡。但使用消炎药、抗生素杀灭细菌的

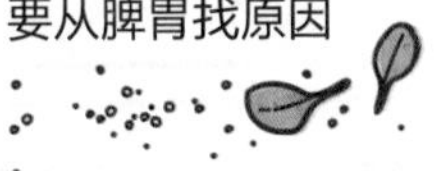

同时，也会敌我不分地损伤正气。这是消炎药、抗生素的缺点，甚者称之为毒副反应。

有很多孩子明明只是上呼吸道感染，其实对证服用一些中成药、食疗方，配合日常调理、休息，很快就能好；如果用了一些消炎药、抗生素等攻伐比较猛的“虎狼之药”，就很容易导致几种情况：

①	孩子病好后，看起来比生病用药前更虚弱
②	损伤脾胃肠道，孩子会出现没胃口、精神差、肠道菌群紊乱等情况
③	孩子免疫力下降，稍微调护不得当，就会比之前更容易生病
④	屡次生病屡次用抗生素，很可能出现耐药性

但这里不是说，要家长对消炎药、抗生素一律说“不”。必要的时候还是要使用，不能因忌惮猛药而贻误了孩子的病情，这个要由专业医生来判断开方。家长不可给孩子随意滥用抗生素，也不能给孩子擅自减量、少服。

什么是消炎药、抗生素？

消炎药

很多人普遍理解的消炎药，是一系列能消除炎症、能退热的药物，既包含了抗生素，也包含了抗发炎药物。这种认知其实是不太准确的，也一定程度上加大了抗生素的滥用程度。

实际上，临床上所说的消炎药是指能抑制炎症反应的抗发炎药物，能减轻孩子红、肿、热、痛等炎症。消炎药有两类：一类是激素，如可的松、氢化可的松、地塞米松等；另一类是消炎止痛药，如布洛芬、阿司匹林等。

抗生素

抗生素是用于治疗各种非病毒微生物感染的药物，起到抑菌杀菌的作用。通常，名称包含“头孢”“沙星” “霉素”“硝唑”“西林”“磺胺” “环素”“米星” “康唑”“培南”等的药物都属于抗生素。

抗生素能杀灭细菌，此外对霉菌、支原体、衣原体、螺旋体、立克次氏体等其他微生物也有抑制和杀灭作用。

但小儿常见病中，感冒、腹泻、流行性腮腺炎、水痘、手足口病、疱疹性咽峡炎、风疹等多为病毒感染，都无须使用抗生素。

对于本节开头那位家长的提问，为何孩子越病、体质越差？抛开日常养护等不谈，需要家长回顾反思，在给孩子治病时，是否大量使用消炎药、抗生素，甚至有滥用的情况。

如果用药不当，孩子的正气就会被大大削减。我认为，如果孩子一得普通感冒就用抗生素，那么抗生素带给孩子的伤害，甚至比感冒本身还大，孩子的脾胃也会越来越差。

如果不得已要用消炎药、抗生素，那么家长要懂得给孩子扶正气。具体该怎么做呢？

孩子病愈后，如何扶正气？病愈后两周是关键期

抗生素最大的副作用，就是对孩子脾胃肠道的损害。脾是后天之本，因此使用抗生素之后，通常孩子体质都会下降。

使用消炎药、抗生素之后，孩子的脾胃肠道会变得非常脆弱，肠道菌群也会紊乱。有的家长会在此时给孩子大补，我是不赞成的。比如，孩子病刚好，家长就喂了一大碗排骨面，虚弱的脾胃无法承受肥腻厚重的食物，再加上病邪并没有彻底离开，导致孩子吃完面没多久就又开始不舒服，病邪去而复返。

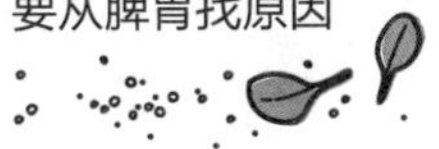

其实，在病刚好的1～2周，孩子都要清淡饮食，不宜马上增加营养，使用过消炎药、抗生素的尤甚。此时孩子的脾胃是很弱的，非常容易积食。如果孩子没有胃口，就不要哄喂。如果孩子胃口变好，逐渐适当增加食物的种类和量，切记至少病好后的第3天再逐步增加肉类、鱼类。记得用好我的“10秒消化判断法”（详见第4章第1节）。

前面提到，我不建议孩子频繁使用保健品、补品，包括益生菌。不过，如果孩子病好后，肠道功能紊乱，就可以服用1～2周的益生菌来帮助肠道菌群恢复，但是不可服用过长时间。

除此之外，这两周的病愈恢复期，一定要让孩子多休息。要减少一些户外活动，不要让孩子玩得太兴奋。如果可以，就先不要让孩子去幼儿园，在家里休息1周以上。因为这个时候是最容易有外邪入侵的，不要看孩子又很有活力了就疏忽大意。

抓住这两周关键期，等待孩子的消化功能慢慢恢复，再逐步增加食物的种类和量，其实背后的原理仍然是时刻关注孩子的脾胃。相信这么做之后，孩子的正气也能随着脾胃功能的恢复，逐渐恢复过来。

第6节

医案：顾护好脾胃，扔掉保健品，孩子3个月长2.5kg

这份医案，来自小朋友茜茜和茜茜家长的真实经历。不妨来看看茜茜妈是怎么描述孩子调理脾胃前后的变化的：

调理脾胃前 → **调理脾胃后**

体重1年多没有增加，身高全班最矮，吃得少，胃口不好，还容易消化不良，而且一旦天气突变，或带孩子外出稍微久一点，孩子就特别容易感冒，上幼儿园后总是生病请假。

最明显的变化是孩子的身高体重，坚持调理脾胃3个月，孩子长高了2cm，长胖了2.5kg，而且胃口变得很好。这段时间只在幼儿园秋游后感冒了1次，每天早上起来的咳嗽也好了。

现在大家的生活条件都变好了，孩子基本上不会出现营养不够的问题，但为什么那么多孩子还是瘦瘦小小，一副营养不足的样子呢？主要问题不是吃得不够，而是吃了不消化。茜茜的家长刚开始的做法，其实是家长经常犯的很典型的错误。

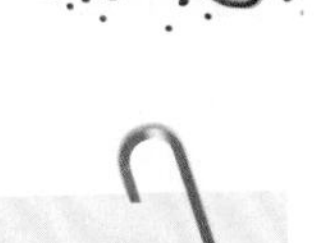

以下是茜茜妈的自述：

孩子不愿意吃饭，是我们全家人的心结。每次喂饭，茜茜吃两口就不愿意再吃，还经常把饭含在嘴里。本来孩子生长发育就不达标，又任性耍赖不肯吃饭，我们看在眼里，全都急得不行。我经常忍不住吼孩子，让她必须把自己碗里的食物吃完，自己却气得吃不下饭。而孩子也经常哭着吃饭，甚至有几次吃不下吐出来。饭桌如战场，天天如此，全家人包括孩子，每天水深火热，精疲力竭。

哪怕如此，孩子一直都是瘦瘦小小的，身高体重不达标，还检查出营养不良；自从上了幼儿园，非但一年多没长肉，去医院还更频繁，基本一月一病。

为此，我没少在母婴店买营养品、保健品。只要有人向我推销，或其他宝妈说有效的，诸如乳铁蛋白、维生素C、钙、铁、锌……我都会买来给孩子吃，钱花了很多，但成效却几乎见不到。

直到一次机缘巧合，一位家长向我推送了一篇推文，我逐一对照，感觉文章中描述的孩子的情况，和我家的几乎一模一样。我如获至宝，接连看了十几篇文章，这才意识到，孩子之所以瘦小、不长肉、常生病，问题就是出在喂养上。

我坚信能把孩子一口一口喂健康，却没想到，是我强迫着孩子，一口一口吃出了脾胃受损、脾胃失运。原来若孩子不能很好地消化食物，吃得再多，脾胃也无法吸收营养，反而会越来越虚弱。

在许教授的指点下，我做了这些改变：

科学喂养，不强制喂养

我开始放平心态，孩子不肯吃，那就不逼她吃。家里老人一开始很担心，还想方设法让孩子吃，都被我劝阻了。我甚至对孩子说："妈妈知道你吃不下，吃了很难受，不是故意调皮贪玩，如果不想吃我们就先不吃了。"当时我还不知道，如此心平气和地吃饭，其实也在无形中安抚了孩子的情志。

肉类的减少，素食的增加，是餐桌上的改变。孩子不爱吃绿叶菜，过去我不知道原因，后来才明白，孩子咀嚼能力差，嚼不烂的菜心经常卡喉咙。于是我把菜心剁碎煮粥，孩子就容易接受了；我还会和孩子沟通，煮一些她更爱吃的菜，而比较难消化的肉食，更像是点缀或奖励。像酸酸甜甜的番茄汁很开胃，孩子爱吃，煮番茄鸡蛋面，或将山药、土豆等做成薯泥，淋番茄汁，孩子也很喜欢，主动吃饭的意愿也增强了。

让我很有成就感的是，孩子开始向我点菜："我还想吃昨天吃的豆角茄子。"哪怕她吃得少，我也会默念"不着急"。虽然肉食吃得比以前少，但孩子会更主动吃，不像之前那样撇一边，或偷偷扔到地上。

合理助消化、健脾胃

我的理解是，孩子之所以不爱吃饭，是因为肚子里囤积了太多之前被逼着吃进肚子，却消化不了的食物。这种情况下，需要有外力帮助孩子消化，清空肚子里的"废料垃圾"。

在许教授的指点下，我学会了快速判断孩子是否消化不良、积食的方法，也开始着手煲一些适合孩子的助消化食疗方，一旦发现孩子吃多了，就在减少喂养、清淡饮食的同时，给孩子助消化。孩子的脾胃天生就比大人弱，有时小心喂养也会积食，我告诫自己别心急，慢慢来。

许教授还说："真正让脾胃强健起来的方法是在消化好的前提下健脾。"我怕孩子太虚，刚开始给她健脾，只用了茯苓煮粥，平时又有意识地煮一些山药相关的食疗方。发现孩子消化良好后，就用了白术佛手汤等健脾食疗方。

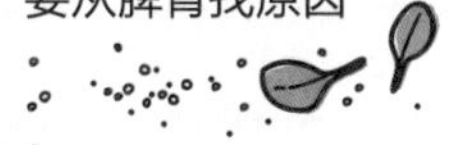

健脾的效果就是，孩子的胃口变好了。光是这一点，已经让我们全家人喜出望外，全家人也更加支持我的养育方式了。

不再迷信营养品、保健品

其实，很多迷信营养品、保健品的家长，都是抱着一定的盲从心理，在找不准方向的育儿苦海中盲目地抓取救命稻草。但孩子其实并不喜欢吃营养品、保健品。我了解到，除非是特定治疗性质的保健品，如果孩子饮食、运动正常，没有特别的营养缺乏性疾病，就不需要额外吃那么多营养品、保健品。如果吃了一段时间的营养品、保健品，却没太大效果的话，就说明给孩子调补的方向错了，应该停止使用。

更让我后怕的是，很多保健品都不是儿童营养专家制定的，还含有添加剂，甚至是激素，孩子长期使用可能导致性早熟或其他的危害。

顾护脾胃后，3 个月体重增加 2.5kg

刚开始，我对这一整套的脾胃调理法也是将信将疑的。但3个月后，顾护脾胃的成果给了我们全家莫大的喜悦和信心！孩子一年多没增重，如今居然重了整整2.5kg！果然，调理脾胃的方式对了，孩子开始长身体了。

我知道，在育儿路上，我们还要继续努力，持之以恒。我也相信，坚持顾护脾胃，能帮助孩子完成一个个长高长壮、少生病的小目标。事实证明，用对方法的努力不会是徒劳，而会变成惠及孩子一生的礼物！

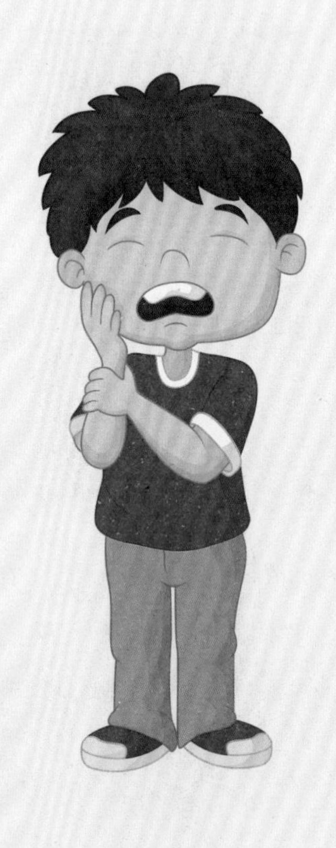

第2章 孩子大多脾虚，常有这些小表现

孩子天生“脾常不足”，家长先不要太焦虑。想要孩子的脾胃消化好，应先学会简单的辨证。与孩子朝夕相处，家长很容易看到孩子脾胃虚弱的小征兆。根据这些表现，对证治未病，中医育儿其实并不难。

第❶节

孩子脸色青黄，“一眼”看出脾胃虚！

家长问：“孩子脸色青青黄黄，看起来气色很差。而且眼底总有大大的黑眼圈，总是很疲倦、看起来跟没睡醒似的。我们每天9点就让孩子上床睡觉，睡眠时间充足，为啥还会这样？”

一些不太了解中医的家长，会把孩子脸色差、有黑眼圈、没精神当作是睡眠不足、休息不够的表现。但其实，其中还有更深层次的原因，这就要从中医传统诊察方法说起。

中医里有“望、闻、问、切”四诊法。一般情况下，通过观察孩子的脸部、舌苔、手指、精神等情况，就可以判断孩子的健康状态。其中“望”，就是对患者的神、色、形、态、舌象等进行观察，以测知内脏病变，特别是面部、舌质、舌苔，与脏腑的关系非常密切。

很多家长惊叹中医高超的医术：“我还没开始说孩子有什么症状呢，医生看一眼孩子就能把孩子的情况说得八九不离十。”

脏腑阴阳气血有了变化，必然反映到体表。孩子的体质相较成年人更好辨识。其实，家长如果学会一些基础的“望诊法”，就能及时掌握孩子的身体状况，在孩子还没病发前及时调理，这也蕴含了中医“治未病”的理念。通俗来说，这一理念就是对发病的“征兆”明察秋毫，提前预防，提前干预，把大病化小，小病化了。

那么，孩子脸色青黄、有黑眼圈，这些外在特征意味着什么呢？

脸色青黄，就是气血不足

有一个成语形容脸色差：面有菜色，意思就是因饥饿而显得营养不良的样子，导致脸色青青黄黄的。这种脸色在儿科临床中越来越常见，相反，过去那些街头巷尾到处乱跑玩耍、脸色红润健康的小朋友越来越少见。

这其实就是因为现在越来越富足的饮食喂养，反而使孩子的脾胃一个个都“得病”变虚，吸收食物中精微营养的功能大大削弱，以至于出现“吃得越好，营养越少”的情况。

这种情况下，身体生化气血的能力也随之削弱，孩子气血不足，脸蛋失去了红润血色，看起来就会瘦瘦小小、青青黄黄，一副没吃饱的样子。但实际上是，家长太热切给孩子顿顿喂饱饭、好饭，反而导致超负荷的虚弱脾胃将之拒之门外。

从另一个角度来解释，脾属土，在传统中医中属黄色，孩子脾虚时，土色就会泛于体表，看起来青黄且没有光泽。

如何“一眼”看出孩子脾虚?

其实，观察孩子的眼睛，也能立即发现孩子脾胃虚弱的端倪，掌握辨证方法，就能在日常生活中“一眼”看出。

眼袋，中医上称为“气池”。《幼科推拿秘书穴象手法》中记载：“气池，在目下胞，一名坎下。”与目上胞（风池）同作望诊之处。眼袋的部位是气池；眼皮的部位被称作风池。其中，气池，常反映脾胃方面的病症。

眼袋重，青青紫紫的孩子，脾胃肯定是长期受损的。在门诊时，有的孩子一走进来，小小的脸上挂着眼袋，我就知道他脾胃状态比较差，这类孩子大多都养不胖，脸色萎黄，动不动就感冒，一旦生病还很难好。

脾主运化，负责运化吸收水谷精微，脾胃功能的强弱会直接影响到肌肉功能和体内脂肪的代谢。脾胃运化无力，水湿运化不畅，水谷精微无法上乘，导致眼睑部的肌肉缺乏营养，变得松弛，就会出现眼袋。

孩子脾胃虚寒，眼下乌青

临床中，孩子呈现平和质的情况是罕见的，绝大部分孩子刚出生时就是气虚质。而气虚质，体质虚寒明显，就会引起脉络瘀滞、气血运行不畅，仿佛被“冻”住了似的，连带着脾胃也是虚寒的。如此，眼袋的部位看起来就会有乌青。

后来随着饮食的改变，气虚的程度就不一样了。

医者钱乙提出的小儿“五脏六腑成而未全，全而未壮，脏腑柔弱，易虚易实，易寒易热”的理论，强调了孩子脏腑功能的不成熟，因此孩子的体质尤其容易受到外界因素影响，包括天气气候、生活环境、饮食起居、疾病用药等。

如果饮食、生活等调护得当，孩子体质虚弱、脾胃虚弱的情况就能够得到改善。相反，如果不辨体质，一味认为多吃就是补益，多吃就是对身体好，那只会导致孩子脾胃受损，加深气虚程度。当身体正气低下，即免疫力低下时，孩子就容易生病。

需要注意的是，如果家长在孩子0～6岁时做好孩子后天之本——脾胃的调护，就能让孩子一生受益。

小贴士

时刻关注孩子的双眼，可以对孩子的状况明察秋毫！

除了长期脾虚、脾胃虚寒引起的乌青眼袋，其他身体状态的改变也会对孩子眼睛部位造成一定影响：

眼袋颜色从乌青变浅红

这种情况往往意味着孩子体内“津液匮乏”导致阴虚虚火，需要给孩子清热滋阴，但注意不要一听到上火就给孩子煲凉茶，可以用5g麦冬给孩子煮粥或泡水喝。

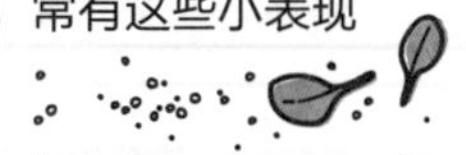

眼袋红色鲜明

这说明孩子往往长期消化不良，身体内产生了积滞实热，需要减少喂养，并及时清热消积。

眼睑下垂、睡时眼睛合不拢

眼睑属脾胃，司眼的开合，脾气虚弱以致眼睑下垂不举。脾气虚弱的孩子，还会表现出眼睑下垂，睡觉时眼睛合不拢、留着一条缝，出现这种情况时，家长也要观察孩子是否消化不良、有积食。

《医宗金鉴·幼科心法要诀》一书中，就将睡卧露睛归为脾虚的表现。脾主运化，脾常不足、脾虚的孩子，消化功能更弱，非常容易积食。而积食会进一步伤脾。因此，如果发现孩子某段时间睡觉半合眼，家长就应该及时给孩子助消化，消积食，日常一定要健脾。

此外，脾主四肢肌肉，负责眼睑的开合。当孩子脾气不足、脾虚时，肌肉就会收缩乏力，眼睑处的肌肉就没法自如开合，就会出现眼睑下垂、有眼袋的情况。现在小小年纪就有眼袋的孩子非常多，基本都是由脾气虚造成的。

除了脸色、双眼，孩子脾虚的小征兆还有很多。从本章起，我将和您一起明察秋毫，建议您在阅读学习的过程中，时不时对照孩子是否有类似的脾虚特征，这其实就是中医辨证的基础。家长多看、多辨，等到熟悉掌握方法了，就能比较及时、迅速地察觉到孩子的小状况。

第2节

脾虚只是胃动力不足？还会让孩子没精神、全身累

家长问：“孩子三岁多，已经可以自己走路了，但总是没走两步就喊累、要抱，要不然就坐地上哭，责备、哄劝都没用。该如何训练孩子好好走路、不任性？”

相信有类似问题的家长很多，有的时候还会见到街上有一些看上去已经四五岁，年龄比较大的孩子，仍然不愿意走路，家长实在没办法，只能用大号童车推着走。

其实，我们不能简单粗暴地认为，孩子违背家长的意愿，是性格问题，是坏习惯使然。无论是强硬地让孩子自己走，或假装把哭闹的孩子扔在原地，还是纵容孩子不愿意走路的习惯，出门就抱，都是不太妥当的。长期顺着孩子的意愿，很可能真的会养成孩子不乐意走路的坏习惯。

孩子走几步就喊累、要抱，有哪些原因？

孩子总喊累，走几步就要抱，究竟还有什么其他的原因呢？我建议家长先排查以下几个原因：

是不是真累了

走路时需要腿部用力，而孩子腿部肌肉比较柔软，耐力不足，走一段时间就会觉得很累。家长带着孩子出门，一般都是牵着孩子走，家长走一步，孩子要走好几步，小一些的孩子甚至跟不上，孩子肌肉骨骼发育不完全，就容易有疲惫感。孩子想抱抱，可能是真累了。

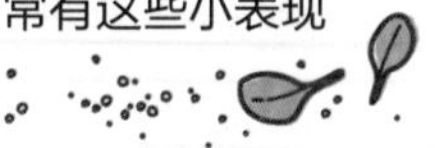

是不是需要安全感

小一些的孩子，在陌生环境是会胆怯的，会寻求安全感。幼龄孩子的安全感基本来自父母家人的关爱和接触。而家长的怀抱，是最能给孩子安全感的，孩子要抱，有可能是内心的恐慌。

特别是小一些的孩子，家长不要过早寻求对孩子进行“锻炼”，随着孩子的生长发育，很多能力就会增强。

除此之外，如果孩子长期出门走两步就要抱，又有我们前一节所讲的面部特征，比如脸色差、有乌青“黑眼圈”等，那么这种情况下的孩子，就好比一部电量不足、开了省电模式的手机，是自身“原动力”不足导致的。

带孩子接触他喜欢的游戏时，孩子的情绪往往都会高涨，而且特别容易兴奋，但往往玩了没多久，孩子就“蔫”了，其实很好理解，再好的汽车，没有汽油这股“原动力”维系运转，必然难以日行千里，更何况天生体质娇嫩的孩子。维系孩子日常生活的“原动力”就是身体里的“气”。

孩子往往气不足、气虚质

我认为，基本上所有孩子都是气虚质。为什么会如此呢？因为孩子虽被称为“纯阳之体”、生机蓬勃向上，但在婴幼儿、儿童时期的很长一段时间，孩子体内无论是阴气与阳气，都是稚嫩的，如同刚点燃的、微弱的烛火，是不成熟的、不稳固的，这就决定了孩子大多是气虚质，体内“原动力”也相对不足。

此外，阳气又比阴气更娇弱，这就是我常说的“儿为虚寒”，因此，孩子因阳气相对不足引起的症状就常表现出来，尤其是后天之本——脾胃，其虚寒特点就更常见，只是因每个孩子脾虚的程度不同而表现轻重不一。

孩子的基本体质特点是所有家长都应该掌握的，理解了这一点，再来看孩子为什么经常喊累、要抱，脾胃消化功能差，说到底，是因为气虚质。

第3节

汗宝宝大多消化不好，还容易“热气”

家长问：“孩子经常大汗淋漓，一天要换两套衣服，稍微跑跳运动或是吃饭、睡后1～2小时容易出汗，到底是什么原因？是不是孩子身体比较虚？”

要表扬这位细心家长，能够细致观察到孩子出汗多的“小毛病”，从而考虑孩子是否身体出了小状况。我们一方面要做个“心大家长”，不要过度宠溺孩子，适当放手，比如，孩子挑食、不肯吃饭，往往是之前喂养过量、孩子过饱导致的，不如暂且由他不吃，等孩子饿了，自然会主动要食物。另一方面，家长们也要对孩子的一些身体状况明察秋毫，了然于心，再着手调治，就能更从容。中医讲，“一问寒热二问汗”，孩子有出汗多的小状况，家长确实要重视。

孩子出汗多，到底是什么原因？

其实，很多家长不知道，孩子比大人出汗多，绝大多数情况下是正常的。儿童处于生长发育黄金期，新陈代谢本就比成年人快，出汗量也比成年人大近3倍。

所以，如果家长用自己的出汗量与孩子比较，得出的结论就可能会造成一些不必要的误解和焦虑，觉得孩子的出汗量是不正常的。

以下这些出汗的情况，都属于正常出汗，家长只需要注意给孩子补充津液，多喝点水就好：

①	因天气炎热等气候原因出汗
②	入睡后1～2小时出汗，熟睡后即消汗

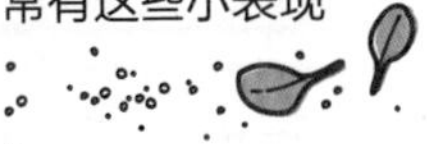

续表

③	因剧烈运动、跑跳、玩耍后出汗，平静后即消汗
④	因穿衣过厚出汗，减衣后即消汗
⑤	因喂食过急出汗

小贴士

如果孩子睡前就开始出汗，很可能是孩子在睡觉前太兴奋，导致阳气无法在短时间内及时收回，使刚入睡的孩子，除了出汗量大，还会睡不安稳。

建议睡前1小时不要给孩子喂食，不要让孩子看过于刺激的动画片，选择舒缓的亲子活动，比如给孩子讲睡前故事等（注意内容不要过于刺激），逐渐培养睡意。这样，睡前出汗的情况也会大大改善。

以下两种不正常出汗，要警惕

①	在平静、环境适宜的情况下，孩子全身或某些部位出汗过多，甚至大汗淋漓
②	孩子入睡后 1 ~ 2 小时出汗多，后半夜还是不停地出汗；或孩子入睡前 1 ~ 2 小时没出汗，后半夜出汗多，甚至大汗淋漓

有这些不正常出汗情况的，家长一定要关注孩子的脾胃消化情况。绝不能忽略眼前的小问题、小征兆，将其置之不理。孩子出汗过多，体内阴液过量流失，严重者甚至会导致阴虚。有家长问：“孩子明明没吃煎炸食物，怎么上火了？”有时候这就是阴虚引起的虚火上炎。

这位家长问："孩子是不是体虚导致出汗多？"如果孩子被诊断为不正常出汗，而且长期如此，中医里"体虚不摄汗"这句话就能对应上这种情况：孩子的体质过于虚弱，气虚的情况比较明显，以至于身体不能控制好毛孔的开合，无法固摄水液，水液也就变成大汗、暴汗排出体外了。

这类孩子的脾胃也往往是虚弱、失运的，也比气虚质没那么明显的孩子更容易积食。这种因为体虚而出的大汗，被称为虚汗。此外，因病服用很多抗生素或长期脾虚导致阳气不足，也会导致虚汗。

虚汗分两种：

自汗	盗汗
多指日常清醒、平静状态下，大量出汗。	多指晚上孩子熟睡时，尤其是后半夜大量出汗。

给有虚汗的孩子调理，要以健脾扶正为主，具体的方法和食疗方将在之后的章节中详细讲解。

而如果在孩子脾虚的前提下，还有以下这种情况，就证明孩子已经消化不良、积食了。积食导致的不正常流汗，被称为实汗。

大汗淋漓、小手汗津津，就是脾胃失运、积食

孩子手脚心热，手心黏糊糊、汗津津，而且有不正常流汗的情况，这个时候，可以看看孩子的舌苔，如果舌苔厚、发白或发黄，而且口气异味还比较大，就证明是喂养有问题，孩子已经积食甚至积食有一段时间了。

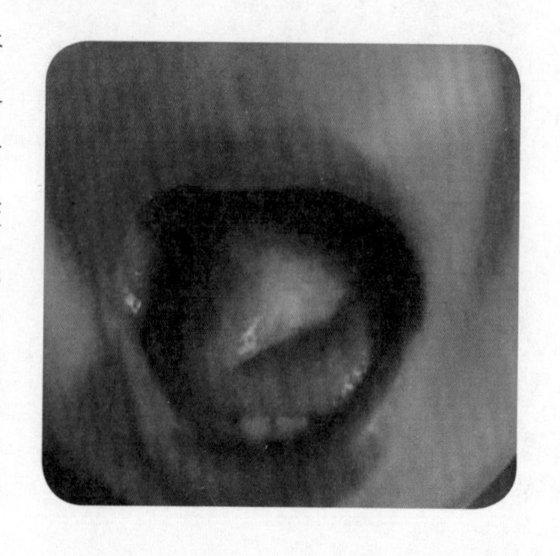

临床中，大多数孩子汗证，是由实汗引起的。孩子体内存在积食，积久化热，湿气与热气结合，升腾而上，将热

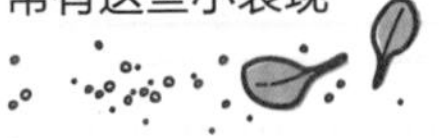

气协同湿气以汗液的形式排出体外。若家长忽略了脾胃受损、消化不良有积食这点，还一味给孩子食补补虚，加重孩子脾胃负担，反而会使孩子出汗情况越来越严重。

所以这里也提醒家长，孩子不正常流汗，一定不要立刻想到孩子身体太虚，是虚汗，然后马上给孩子进补。应先辨证孩子出汗之虚实，这是确定下一步调治的关键。

但可以肯定的是，孩子不正常出汗，调治的方向，肯定与脾胃相关。如果是虚汗就要健脾扶正，若是消化不良引起的实汗，则要助消化、消食导滞，让过劳的脾胃重新恢复健运。还可以尝试给孩子服用这道不分虚汗、实汗的儿童食疗方：

浮小麦山药茶

材料：浮小麦15g，干山药10g。

做法：将浮小麦用布袋包好，与干山药一同下锅，加约3碗水煲至1碗即可，滤渣代茶饮用。每周可饮3天。

功效：固表止汗，健脾益气，适用于调理儿童汗证。

适用年龄：3岁以上孩子，对证、少量多次分服。蚕豆病患者可服。

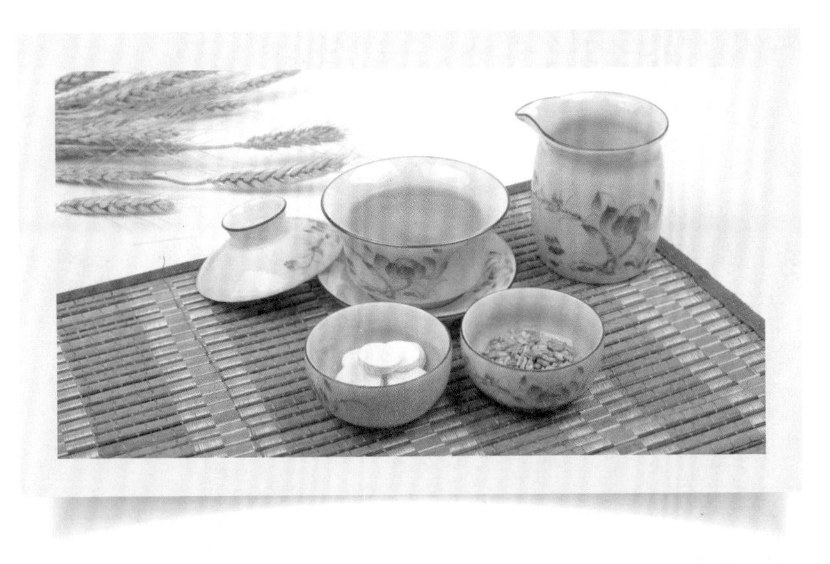

第4节

一热气就喝凉茶，有没有发现孩子越来越虚？

家长问：“我们已经很注意饮食，别说油炸食物，就连稍微偏温一点的杧果、龙眼、红枣都不敢给孩子吃，可孩子还是动不动就热气上火，喝凉茶，用七星茶、银翘片都没办法改善孩子的‘火娃体质’，我们都不知该怎么办了！”

想解决孩子热气上火的问题，不要太依赖凉茶。

身为岭南人的“老广”，煲凉茶、喝凉茶是一种民间传统。这是由于岭南地区天气闷热潮湿，大家已经习惯用凉茶降火。凉茶的味道大多偏苦，不仅仅因为良药苦口，更因为中药里大寒的材料大多是味苦的。大人能对证喝凉茶降火，但孩子未必抵得住。前面我们已经提到过孩子的体质是虚寒之体，体内阳气虽为纯阳，但却是少阳、稚阳。孩子一有小毛病就给孩子喝凉茶，会损耗阳气、削弱脾胃功能。然而那些明明没吃炸鸡、烤肉就上火的孩子，这火究竟从哪里来？

想降火，先了解什么是火

“火”在《类经·阴阳类》中被记载为“天地之阳气”，可见“火”是维持人体正常生命活动的阳气。这么看，“火”其实是人体的正气之火。而血液、唾液、汗液等人体内的阴津则化为“水”，制约着体内的阳气，保证人体健康。体内阴津与阳“火”保持阴阳平衡时，人体健康而不容易生病，是内外“守恒”的一个状态。

但是，一旦内火旺盛，打破了这种平衡，人们就会“热气上火”，也就更易出现热证，像口腔溃疡、睑腺炎、手足心烫、喉咙痛、发低烧等，都是体内有热的表现。

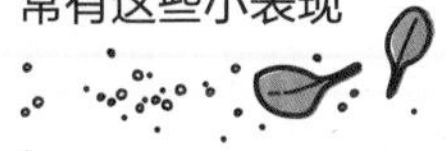

孩子出汗多、易上“虚火”

通俗地理解，孩子之所以“热气上火”，除了吃过多温燥的食物打破体内阴阳平衡之外，其他可能的原因还有很多。这也是为什么，哪怕很注意孩子的饮食，孩子有时也依然会“热气上火”。

前面我们说到，孩子长期大量出汗，若不去注意补充津液、对证止汗，体内阴津大量流失损耗，阴阳失衡的情况下，就会出现阴虚上火的情况。这个时候喝凉茶，既损耗正气，使孩子易病，也无法很好地补充体内“阴”的部分，哪怕寒凉暂时被压制住了，但在阴阳无法平衡的情况下，热气上火依然会很容易找上门。

此时可选用如下清热滋阴方法：用5g麦冬煮粥给孩子食用。这个食疗方也适用于1岁以上的孩子。

孩子消化不良，容易生实火

从临床经验来看，大部分孩子上“实火”，通常都是因为积食。由于孩子“脾常不足”的特性，错误喂养、过量喂养，会使孩子吃进肚子的食物无法正常消化、排泄，积累多了就化热。表现出来的症状：眼屎多、口渴、口臭、唇红、喉咙红肿、流鼻血、口舌生疮、高热。

如果发现孩子因为积食化热“热气上火”，往往就意味着孩子已经积食比较久了。

试想，在已经长期积食、脾胃失运的情况下，给孩子喝凉茶调理，可谓是对原本就虚弱的脾胃“雪上加霜”，促使孩子脾胃工作的原动力一次次被寒凉的食物消耗，长此以往，孩子可不就越来越虚弱，越来越容易积食？

因此，我反复提及，孩子脾胃虚弱得厉害，抛开早产、多胎等个别先天禀赋的原因，绝大多数情况下，都是家长后天疏忽调理导致的。

如何重新呵护好脾胃，从不要再迷信凉茶，避开这些错误的“喂养雷区”做起。

第5节

孩子吃得多，有时真的不是好事

家长问：“孩子瘦瘦小小，面色黄黄，比班里的孩子矮大半个头，看上去像营养不良似的。这养娃路上，全家可谓费尽心思，给孩子买补品、看医生，但仍然不见起色。可能唯一比较让人放心的就是孩子特别爱吃，饭量大，有时不给吃还不高兴。许教授，我们究竟该怎么调理好孩子的身体呢？”

和这位家长有一样苦恼的家庭，其实近些年来并不少见。相反，临床经常会见到一类情况：孩子很能吃，但是长得黄黄瘦瘦的，不长肉，甚至比同龄人还瘦小。这些病例中，常见的共同点是，家长并不觉得孩子多吃有什么问题，他们发愁的原因往往只在于孩子“营养不良”的表现。

殊不知，孩子瘦小、不长肉、难养，往往是多吃造成的。那么，能吃不长的原因究竟是什么呢?

能吃不长，中医称为胃强脾弱

我们前面也讲到，脾胃是负责孩子营养消化吸收最关键的脏腑。其中，胃属阳，负责接受和消化食物，胃气也通常是比较强盛的，而脾是负责分类、吸收、化生营养的。胃消化食物的功能过于亢进，胃气强盛的特点被放大，吃进去的食物得不到及时的消化，就会胃气过剩，内积为火。

而且，这种情况下，脾的运化功能是跟不上胃的。在胃火的不断“燎烧”下，胃部的工作也不能正常进行，往往食物入腹后，胃粗粗加工一下就丢给了脾。这就是有的孩子总喊饿的原因——胃出现了“消化快、胃有火”的假象。

而脾由于疲于应付胃给予的过量食糜，很容易受累怠工。在脾不能正常运化吸收营养的情况下，哪怕孩子吃得再多，也不能获取足够正常生长发育的精微营养，所以孩子总是长不高、体质差，严重的甚至经常生病。

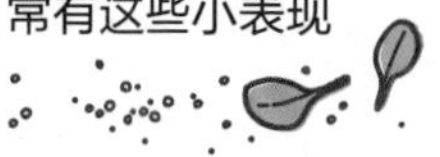

这就好比，胃是临时粮仓，脾是生产线和运输公司。粮仓大开，没有节制地吸纳粮食，但是生产线和运输通道能力跟不上，长期超负荷运作，机器过度损耗，生产和运输的能力进一步下降。这就出现了孩子虽然吃很多，但是越来越瘦的情况。

而且，这种情况不及时调理，还会进入恶性循环：无法消化的食物积滞在中焦，不断发酵，产生热量熏蒸胃部，使胃火越来越盛，脾也会越来越虚弱。若家长仍然没有察觉出不妥，甚至觉得宝宝瘦小是营养没跟上，更要多喂，就会使孩子胃强脾弱的情况愈加严重。

孩子有以下表现，就是胃强脾弱

胃强脾弱的孩子除了吃得多、不长肉、生长发育缓慢之外，还有一系列“热气上火”的症状，比如：

①	嘴巴、舌头、脸蛋红
②	小便黄，大便硬，容易便秘
③	经常口干舌燥，有口气异味，容易喉咙红肿
④	手足心烫，容易发低烧
⑤	容易牙龈肿，烂嘴角，生口疮，起腮腺炎等

除此之外，孩子还会有“脾虚”的表现，如盗汗、出虚汗，睡觉的时候喜欢趴睡、跪着睡。

而且，这类孩子往往脾气差，这是因为，肝木克脾土，脾土一虚弱，肝木就会显得亢盛，孩子也容易发脾气。

胃强脾弱，说到底，还是脾虚。调理的方向，不是给孩子吃补品，提高免疫力、助长肉，而是顾护好脾胃，从日常生活习惯、饮食喂养等方面处理孩子“不安分”的胃。

具体怎么做？不妨看看接下来这篇医案，这位妈妈就成功安抚好了孩子原本过于亢进的胃。

第⑥节

医案：一步步把孩子错喂成胃强脾弱，又一点点把脾胃养回来

第一次见到“小冬瓜”，他看起来就是那种典型胃强脾弱的孩子：能吃不长、脾气暴躁、容易热气上火。家长带他在我这里一共进行了一次面诊和两次问诊，调理效果如下：

调理脾胃前	调理脾胃后
5岁孩子甚至比一些成年女性更能吃，一餐没肉就会哭，但体型瘦小；喜欢趴着睡，而且在床上像小风车似的滚来滚去；经常半夜惊醒，或者说梦话；反复口腔溃疡、喉咙发炎、发烧。	热气上火的情况明显改善，哪怕偶尔喉咙不舒服，及时用食疗或用药也能较快恢复。食量有所减少，身高体重有明显增长。

小贴士

快速判断孩子是否胃强脾弱：

①食欲旺盛，吃得多，按儿童正常食量喂养，仍经常喊饿；

②生长发育缓慢，瘦小不高、脸色青黄；

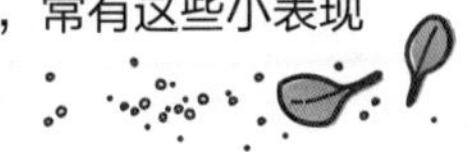

③经常“热气上火”，常常有口气异味、有口疮、便秘、眼屎多、易长睑腺炎等；

④孩子脾气比较急躁，容易发脾气。

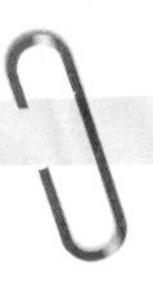

一起来听听小冬瓜妈妈的经验之谈：

很荣幸能分享我的一些养娃、调治胃强脾弱的经验。直到现在，我们依然在和孩子虚弱的脾胃“打持久战”，但现在孩子的身体状况已经有了起色，我们全家也备受鼓舞，也希望我的一些小方法能给大家带来一些启发。

刚开始听许教授说：“孩子很能吃，你要控制他。”我很诧异，也对这个说法将信将疑。孩子很能吃，这不是好事吗？而且孩子已经很瘦弱多病了，还限制饮食，岂不是越养越瘦？

等我听完许教授的解释，又上网查了很多资料，才明白原来孩子的情况是一种长期脾虚的表现，是脾和胃在“打架”，脾胃无法好好工作，殃及了孩子的健康。

许教授还叮嘱我，调理这个胃强脾弱，关键不仅在于他开给我的一些中药汤方、食疗方，更在家长如何彻底改变过去错误的喂养习惯。他说：“家长才是孩子最好的家庭医生。”于是，我这个被委托重任的“医生”开始狠心给孩子减食。

选择饱腹感强的食物

“小冬瓜”爱吃肉，但肉比较难消化，稍微控制不好量就容易给脾胃增加负担。决心着手调理胃脾后，家里的肉菜就减少了，相反，一些饱腹感强的食物增多了，比如番薯、南瓜，或者一些富含纤维的食物。又如米饭中混一些粗粮，粥里加点燕麦，哄劝着、编故事让孩子吃。

孩子刚开始会哭闹、发脾气，但不要心软，这是成功的第一步。就像许教授说的，减少喂养量，控制孩子七分饱，其实营养就足够了，而且脾胃也能正常运化。这样控制一段时间，孩子就会逐渐适应这种饮食规律。还有一个让孩子每餐少吃的小诀窍：给孩子用容积稍小的儿童碗，或者选择定量的、有分隔的儿童餐盘。

不加餐，戒零食，给足脾胃休息时间

饼干、蛋糕、牛肉干、奶酪棒……这些糖分高、热量高的食物，我之前也没有特别限制孩子食用。通过学习才知道，原来它们都属于肥甘厚腻的食物，孩子吃了很容易生湿生热，让孩子的脾胃变得更差。

所以，除了日常三餐，我们家尽可能地不再给孩子加水果餐、零食餐，实在嘴馋、忍不住，就给孩子吃一点低糖、平性的应季水果，也可以吃点坚果类的零食，但量也是严格控制的。

孩子睡前1小时不宜再进食，夜奶也要一并戒了。孩子的脾胃是需要休息的，睡前给孩子吃东西就意味着脾胃要加班，对脾胃没有任何好处。之前听说牛奶能助眠，于是孩子睡前总是喝一大杯牛奶。现在想，孩子之所以趴着睡，是因为进食过量，所以需要压着肚子缓解腹胀不适。另外，睡前及夜间进食还会影响孩子长高，因为生长激素都是在深度睡眠的情况下分泌的。

睡眠也有助于气机的畅行运转，古代名医也说，睡觉也是一种“补”的方法，孩子睡眠质量逐渐变好了，脸上气色看起来也不像之前那样青黄。

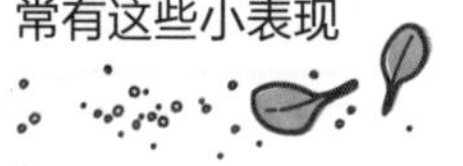

正确清热，不乱喝凉茶

过去我不理解孩子常起睑腺炎、生口疮、喉咙红肿的真正病机，只知道给孩子清热降火，甚至喝凉茶，反而忽略了最该关注的脾胃消化。通常来说，胃强脾弱的孩子，体内除了有积热实火，还有阴虚虚火。虚火上炎的同时，脾土却是寒凉的。这时再长期用凉茶降火，只会加重脾的虚弱程度。那么努力控制饮食，就是避免积食化火。等到孩子消化功能有所改善、没有积食了，就可以用一些食疗方给孩子调理，以清热滋阴，降胃火，强健脾胃。

凉茶也不是不能喝，但是要喝那些能益胃生津、滋阴清热的凉茶，而且用量和配方都要是儿童专用的，比如：

小贴士

在没有积食的情况下给孩子清热滋阴，效果更强。所以通常孩子消化不良、有积食时，应该先消积食，之后再滋阴。积食化热的情况，可以用三星麦冬茶、保和口服液、七运汤、小儿七星茶等调理。

石斛麦冬茶

材料：石斛5g，麦冬5g。

做法：将麦冬、石斛一起放入大杯中，用开水冲泡，加盖等 10 分钟即可当茶饮用，一般可冲泡 3 ~ 5 次。每日 1 剂，连服 3 剂。

功效：滋阴降火，适用于反复口腔溃疡、口臭、睡眠差的孩子。

适用年龄：3岁以上孩子，对证、少量多次分服。蚕豆病患者可服。

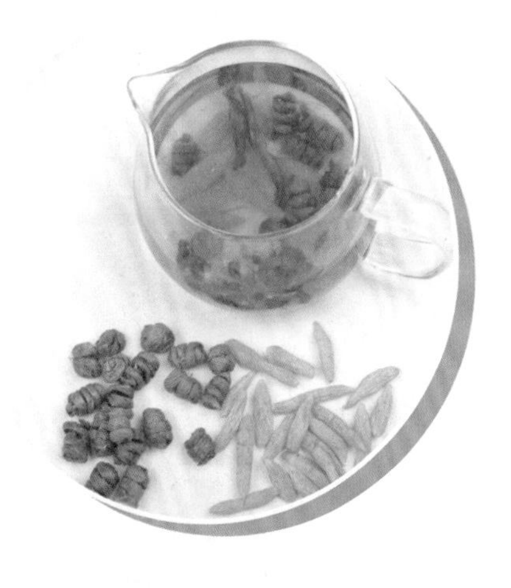

滋阴健脾汤

材料：玉竹 5g，麦冬 5g，生地 5g，石斛 5g，山药 10g。

做法：材料下锅，加约 2 碗水，大火烧开后转小火煲至 1 碗即可服用。消化不错的情况下，还可在煲时加 50g 猪瘦肉调味。每周 1 ~ 2 次。

功效：清热滋阴，健脾和胃。

适用年龄：3岁以上孩子，消化好、无病痛时对证、少量多次分服。蚕豆病患者

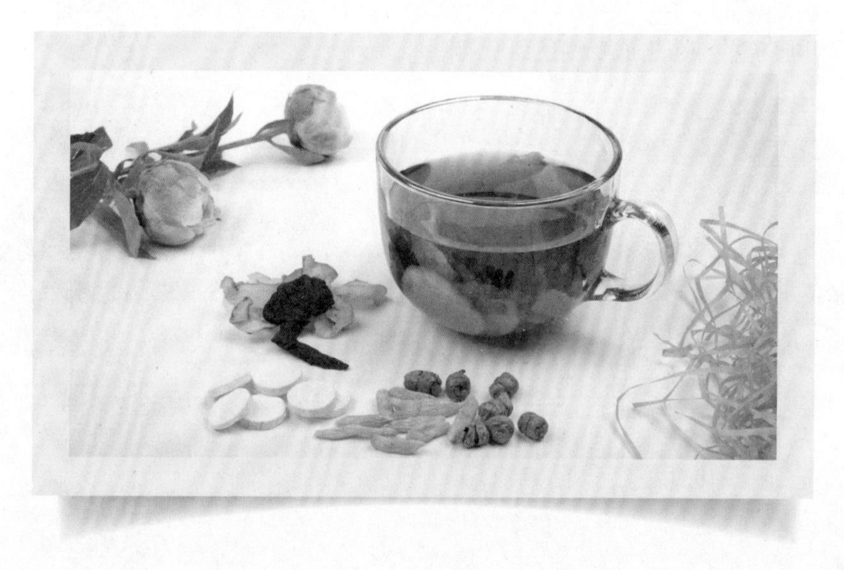

可服。

除此之外，胃强脾弱的孩子除了脾虚，一般还有心火旺、肝火旺的特点，日常饮食上可以在健脾养胃的基础上加入清心、养肝的食药材，如莲子、麦冬、百合、菊花、枸杞、胡萝卜等食物。用这些食药材煲糖水，或煮食疗饮，孩子喜欢喝、乐意喝，又对身体有益。

这些方法我至今一直在坚持，并逐渐变成了我和孩子的生活习惯。幸好我遇到许教授，及时发现了自己养娃的误区，才能在孩子上小学前就着手调理修正，不至于太影响孩子的生长发育。

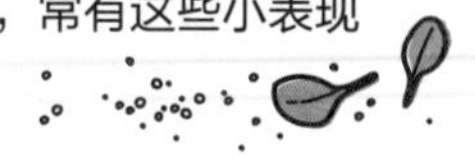

第⑦节

略观舌象就能判消化，不用把自己学成老中医？

家长问：“我跟着许教授学习中医育儿一年多了，受益匪浅，但对于帮孩子看舌象这一点，依然掌握不太好，只能勉强判断孩子是否有积食，像是舌头哪个区域对应哪个脏腑，不同颜色、特征分别对应哪些病机等，依然一知半解，教授能否详细深入地讲讲如何帮孩子观舌象？”

中医讲究望闻问切，其中舌诊、观舌象是中医治病必备的工具。要知道，舌为心之苗，凡脏腑寒热之气，无不见于舌。据《黄帝内经》记载，心、肝、脾、肾等脏，膀胱、三焦、胃等腑均与舌直接联系。所以验舌之有苔无苔，可以知邪在表在里；察舌之或黄，或白，或黑，或赤，可以诊病之寒热虚实、轻重安危。

医生可通过舌象来判断疾病、定位五脏。要想遵循中医理念调养好孩子的身体，我一直提倡家长们每天检查孩子的舌苔，从而判断孩子的消化情况，及时给孩子助消化，避免孩子积食。

有的新手家长会觉得观舌象学起来比较困难，孩子的舌象早晚有变化，又不确定自己的辨证是否准确，如果遇上不配合的宝宝，很多家长就会对此感到困扰焦虑。

这里就要说一个能让各位家长都松一口气的好消息：学习给孩子观舌象，不用学得太深，更不用花很多精力，非把自己变成“老中医”才行。

事实上，专业舌象的学习是比较深奥的，更需要大量的临床实践，还需要四诊合参，就是医生都未必能通过舌象完全准确辨证，家长就更没必要在这一方面太过纠结。而且，孩子体质单纯，绝大多数体质方面的问题都与脾胃相关，所以，家长们看舌象的时候，只要重点把握舌苔的薄厚、颜色，舌体的形状、颜色、舌质和其他一些小特征，就能快速把握住问题的关键，并及时用它来指导孩子的日常饮食和起居安排。

在学习如何辨舌象之前，不妨先看看何为正常舌象。

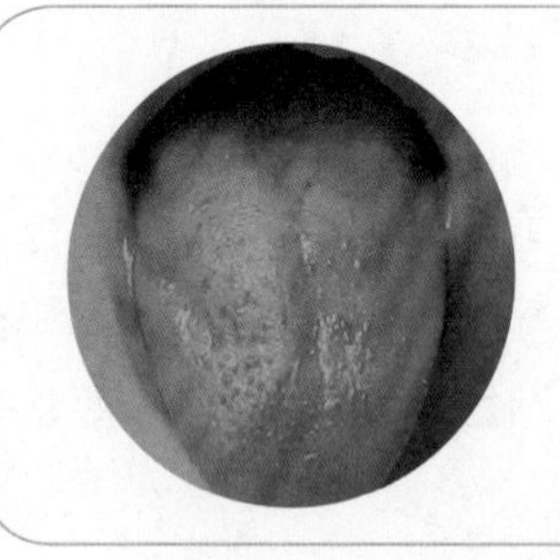

正常舌象：淡红舌、薄白苔

形状：圆度、尖度适中

颜色：淡红，不过红，不过淡

舌苔：隐约有一层白色薄苔

正常的舌象，舌体柔软而运动灵活、伸缩自如，舌体扁平，不厚不薄，胖瘦大小适中，舌面中心可见一条纵向裂纹，即“舌正中沟”。舌色呈淡红色，鲜明润泽。舌苔薄白，透过薄薄的舌苔可以隐约见到淡红的舌体，苔质颗粒均匀、干湿适中、不滑不燥；舌根部位的舌苔稍微增厚。

舌苔是胃气上乘于舌面而出现的，是脾胃状态最直接的反映，也是全身五脏六腑精气的直接反映。舌苔薄白，证明孩子脾胃健运，没有积食。

这样的舌象说明孩子机体气血、津液充盈，消化、代谢、循环等功能均处于协调、平衡状态，是正常的、最好的舌象。

小贴士

如何给孩子检查舌象？

让孩子口张大，舌头自然地贴着下嘴唇。注意是用力张开嘴，而不是用力伸舌头，也不要只伸出一半，或者让孩子伸舌时间太长，这些都可能会导致观察误差。

孩子脾虚、脾胃不和、脾胃失运等情况，都能从舌象上找到端倪。

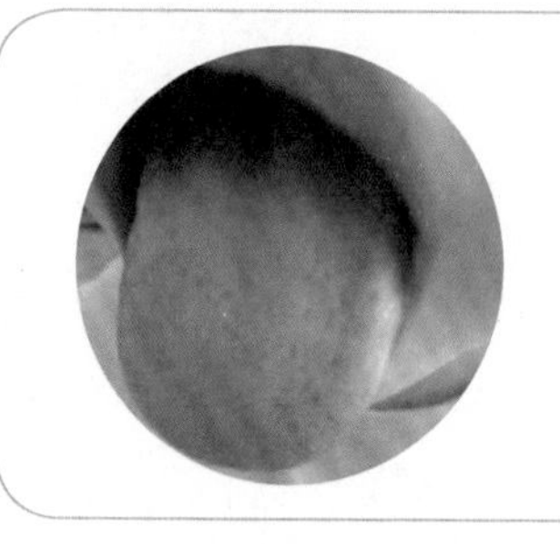

虚寒舌象：舌面淡白，舌体偏胖大

形状：可能会偏胖大

颜色：舌面淡红、红润不足

舌苔：薄苔，积食时呈厚苔

舌头颜色淡，意味着孩子脾胃虚寒明显，气血不足，舌头缺乏气血的充盈，整体颜色就偏淡，此时一定要少吃寒凉冷食。而且舌质越白越淡，说明体内虚寒越重。

几乎所有孩子的脾胃都是天生虚寒的，但这类舌质淡的孩子比普通孩子更为虚寒，也更容易出现脾胃问题。比如积食，舌苔就会增厚。舌苔厚，代表肠胃有“积”。

有的家长发现只要给孩子喂得比较多，没太注意消化时，孩子就会比较没精神，再过几天准会喉咙发炎，这其实就是脾胃积食，正气不足，导致孩子外感病邪。

如果脾胃失运、积食得比较久了，就会导致孩子气血不畅，体内生湿，还会出现舌苔厚腻、铺满舌面的表现，具体如下：

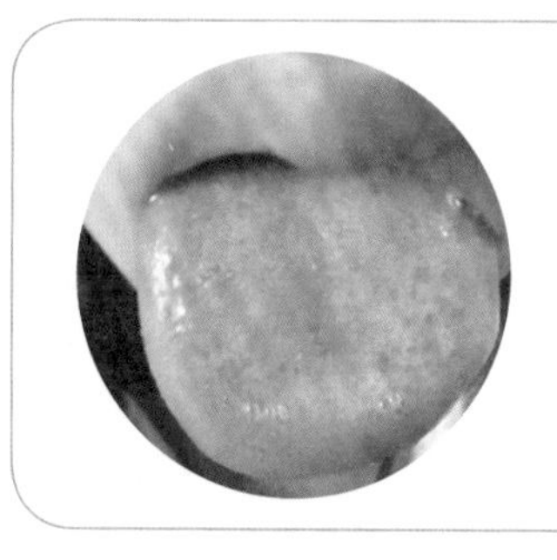

湿滞舌象：舌苔厚腻，舌体胖大水滑

形状：舌体偏胖大，舌面水滑

舌苔：厚腻发白或发微黄，厚厚糊在舌面，如同吃了一大口干奶粉

舌苔厚腻发白，代表体内，尤其是中焦有一些难排出的“肥料垃圾”，水湿痰饮。这类舌苔白腻的孩子，往往消化不好，加上平常喂养不注意，过

食生冷寒凉的食物，所以水反为湿，谷反为滞，这也是长期脾虚失运的一种表现。

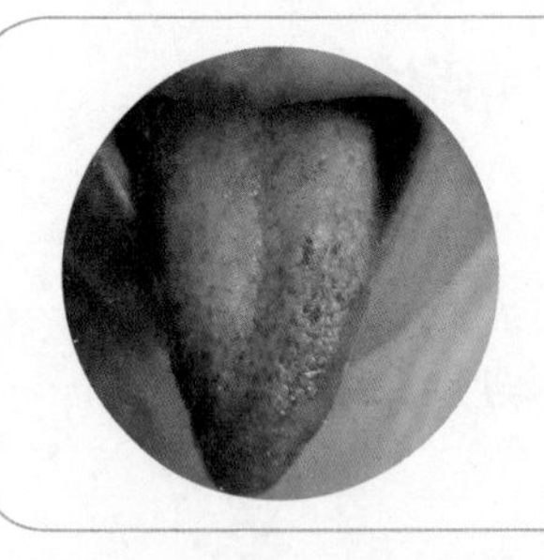

内热舌象：舌质偏红，舌面有小红点

颜色：舌质发红，舌面有红点，如同“草莓”

舌苔：如孩子是积食实热，舌苔厚、发黄

舌面上的红点称为“芒刺”，芒刺越多，代表积滞越久，内热越多。前面我们学到孩子“热气上火”，往往分两种情况，但绝大多数情况下，是脾胃积食比较久了，积滞在中焦的食物发酵化热，就像垃圾堆久了也会发酵产热一样。有的家长总以为孩子是“热气上火”，其实这个火，恰恰是脾胃虚寒、运化不利导致的积滞入里化热。

发现孩子有“草莓舌”、厚舌苔，甚至舌苔发黄，就要学会给孩子清积热，控制饮食，服用一些消食导滞的中成药，比如保和口服液、小儿七星茶等。

内热还有另一种情况：阴虚虚火导致的内热，这主要通过舌苔和积食内热的舌象区分。

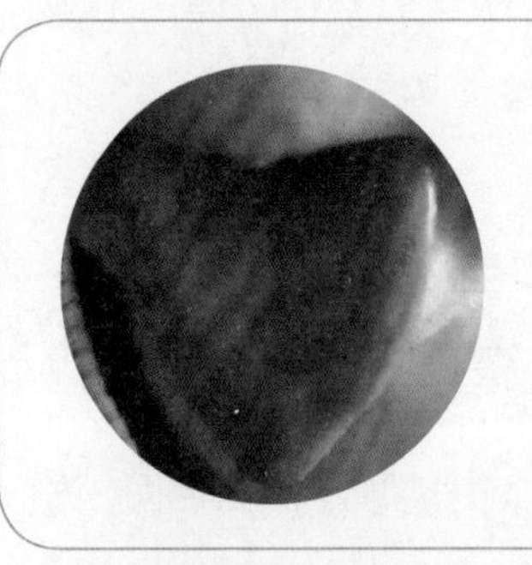

阴虚舌象：舌红苔少舌型尖

形状：舌型偏尖、细长

颜色：舌质红

舌苔：舌苔少、花剥苔甚至无苔

舌质越红，说明体内越热。舌质由淡白到红到绛红甚至紫，就是逐渐变热的过程。当孩子的舌苔少，或舌面上有一块块花剥苔，甚至无苔时，那就要考虑孩子是否存在阴虚的情况。

花剥苔、无苔，代表身体中“缺乏阴津”，脾胃的受损、气血津液的耗伤都是出现缺苔的原因，是阴虚的表现。这时候孩子容易“上火”，容易造成表面火气很旺，但底子又很虚寒的矛盾状态。

其他常见脾虚舌象：

中间凹两边鼓，这也是孩子脾胃消化不好的典型舌象。舌的正中间区域是脾胃的望诊区，舌两边是肝胆的望诊区。脾胃虚弱，没有营养物质，也就是没有气血撑起来，所以舌头就像土地凹陷一样。

相对的，肝胆区鼓起来是因为“肝气有余”，孩子消化出了问题、胃肠道胀气，容易化火化热导致肝火旺，睡不好、情绪不好，于是就形成了中间凹两边鼓的舌象。

舌苔中部有缺损，是长期脾虚导致的气阴两虚。

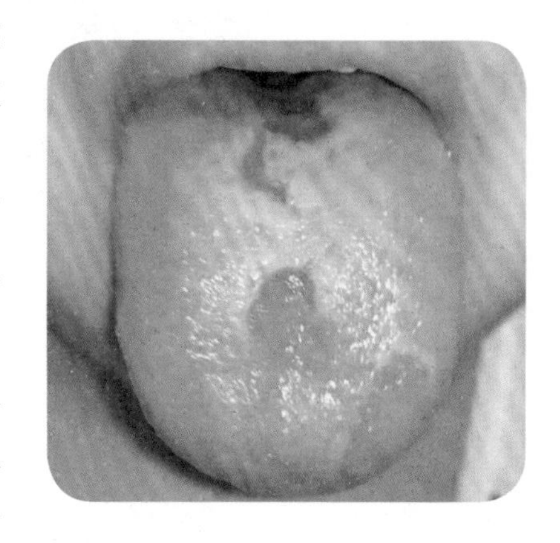

舌苔是胃气在舌面的体现。前面我们了解了孩子阴虚舌象的表现，其中一大特征就是可能会出现舌苔缺损，常称之为“花剥苔”“地图舌”。其实，无论舌苔厚薄，只要有舌苔缺损，就意味着孩子脾虚的症状比较明显。

孩子长期脾虚，无法把吃进去的水谷精微转换为对身体有用的气血，就很容易出现气虚的情况。与此同时，孩子脾胃虚弱也会导致长期积食，积滞入里化热，内热旺盛会灼烧体内津液，而脾虚又无法从日常饮食中吸收津液，更不能正常地输布全身，日积月累就会导致阴虚。

因此，若孩子舌苔厚腻，但同时又有缺损的情况，尤其是对应孩子中焦脾胃的舌头中部舌苔有缺损，就是脾气虚发展为气阴两虚的典型表现。这就更需要家长学习接下来的内容，用正确的方法，为孩子调理好脾胃。

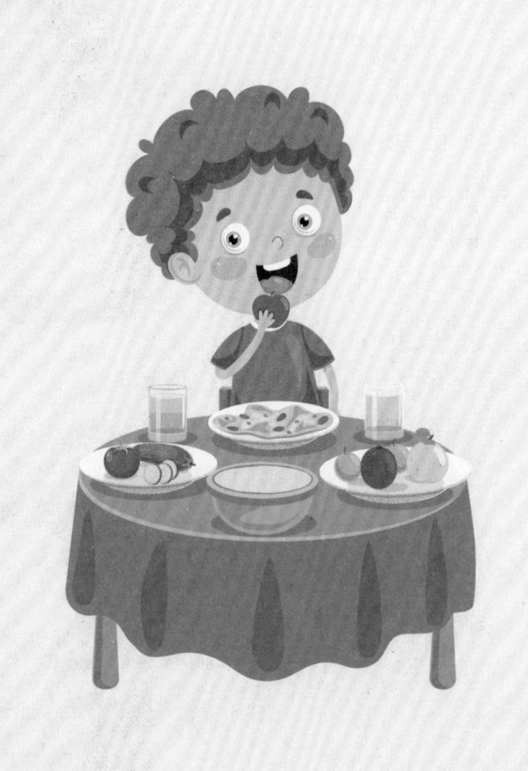

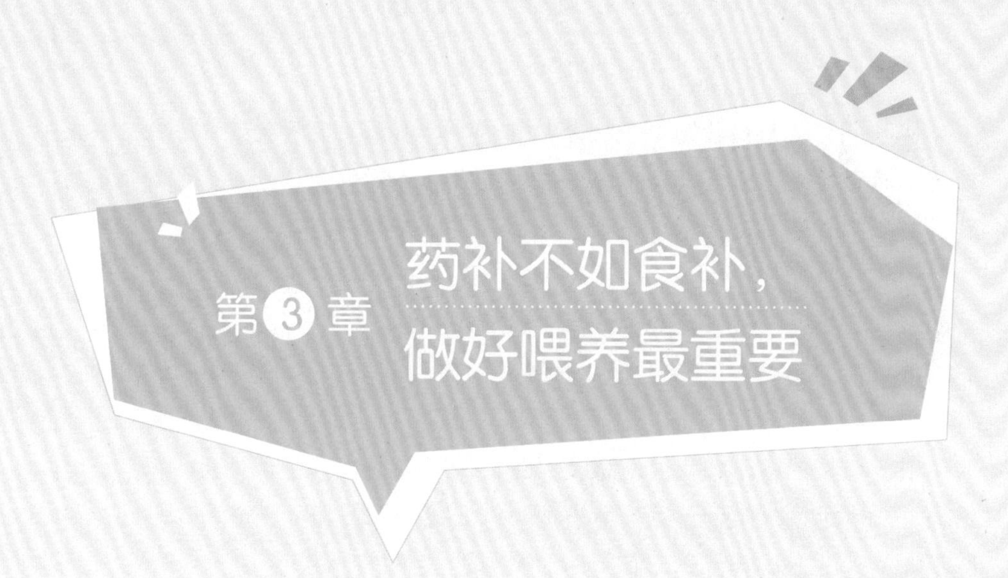

第3章 药补不如食补，做好喂养最重要

呵护孩子脾胃，很多家长会想到给孩子买一些开胃、助消化的药物、补品。其实，大家最常忽略的一点是，掌握科学喂养的知识，让孩子合理进食，其功效胜过服用药物、补品，也能使孩子的消化功能得到更合理的呵护。

第1节

定量喂养其实是“伪科学喂养”

家长问：“严格控制孩子饮食，喂养小心翼翼，平时也经常给孩子服用助消化的食疗方，为什么孩子脾胃仍然虚弱、经常积食？是不是我家孩子的脾胃天生就比别的孩子差？”

从本章开始，我们正式进入科学喂养孩子的话题。

科学喂养孩子，养成正确喂养的好习惯，其实是顾护好孩子脾胃的关键、基础，也是很多家长在学习调养孩子脾胃时，最容易忽略的一点。

很多家长疑惑，“我很注意喂养呀，每餐按照营养专家、社交网络食谱给孩子严格定量，做到营养均衡搭配，怎么孩子依然面黄肌瘦、养不好？”殊不知，真正的科学喂养，恰恰不是严格按照定时定量喂养。

孩子并没有成年人的自我调节能力

孩子不是成年人的缩小版。我们说脾胃是后天之本，胃主受纳，脾主运化，但孩子的五脏六腑成而未全，全而未壮，脾常不足，这也意味着孩子自身的脾胃消化功能，本身就是不足的。

成年人的身体能进行自我调节，而孩子自身胃部受纳能力、脾的运化能力都是稚嫩不足的，身体调节能力远远达不到成年人的程度。

所以，哪怕是正常的饮食喂养，甚至在成年人眼里是非常少的量，对孩子来说也可能是过量的，日积月累的过量喂养，会导致孩子出现积食的情况。

除了自身独特的体质特点，孩子与成年人的自我适应能力、调节能力也是不同的。成年人吃多之后，自己会主动调节，比如在快要吃撑的时候，少吃一点，在吃撑之后的一两天清淡饮食，减少食物摄入，甚至适当增加运动量，这些全都是我们主观上自然而然会做的自我调控。通过这些方法，就能助消化，让脾胃恢复健运。

但是，孩子在日常生活中的主观能动性是相对比较弱的，衣食住行，无一不受家长控制，在饮食上也是被动接受大人的喂养。

而很多的家长给孩子定时定量喂养，这其实是非常机械的伪科学喂养法：每天都给孩子吃三餐、四餐，甚至更多，还会时不时煲汤给孩子喝，到了喂食时间就强行叫醒孩子喂食。如果天天都是这种模式，就会给孩子吃多而不自知，更不懂根据孩子的脾胃消化情况灵活调整，既伤了孩子的脾胃，还伤了情志。

那么，孩子吃撑之后，会自己喊停吗？从孩子天然秉性以及我多年临床经验观察所知，所有的孩子都是遇到喜欢吃的东西，就不自觉地猛吃，哪怕吃到肚子不舒服了还要吃。等到孩子主动不吃、厌食时，往往就已经积食一段时间了。

这种情况下，那个能控制孩子饮食的人，自然是家长。《育婴秘诀》里也提道：“小儿无知，见物即爱，岂能节之？节之者，父母也。”

正确的喂养方法是按需喂养

这位提问的家长，其实已经学习了像三星汤、云术消积方等食疗方，但在喂养上仍有疏忽，因此导致孩子被长期错误喂养，再用助消化食疗方，好比这边刚补救完，新一轮脾胃消化不了的食物又进了肚子，孩子的脾胃自然不会有明显的改善。

中医有云，“药补不如食补”。这也是在提醒各位家长，做好三餐喂养，比去学习助消化中药汤剂、中成药要重要得多。

家长们应该做到的是按需喂养、反馈式喂养。即对孩子的消化状况明察秋毫，发现孩子有吃多、吃撑、积食的征兆，就要及时调整之后几天的饮食，比如多菜少肉，减少摄入量；孩子原本要吃点水果、零食的，之后几天可以暂时先“戒口”。

这种灵活的喂养法，才是真正科学的喂养方法之一。

第2节
真正适合孩子的喂养原则是什么？

家长问：“许教授好，您总是强调要科学喂养孩子，想向您请教一下，有哪些食物不适合给孩子吃，哪些食物比较适合给孩子吃？能不能整理一份护脾胃的食谱方便我们家长进行日常喂养？”

前面提到，要按需喂养、反馈式喂养，根据孩子的消化状况调整喂养的量，把握好适合孩子的度。所以，世界上并不存在一份适合所有孩子的喂养食谱。我更建议家长们掌握科学喂养的总原则，在此基础上灵活喂养。

我们不妨先在《小儿病源方论》中找寻正确喂养孩子的灵感，上面说：“养子若要无病，在乎摄养调和。吃热、吃软、吃少，则不病；吃冷、吃硬、吃多，则生病”。因此，想让孩子少生病，总原则就是：吃热、吃软、吃少。

看到这，可能你会想，“这么简单？我们就是这样喂养孩子的，可孩子为什么还是体质差，经常积食呢？”

这科学喂养的6字原则，看似简单，却有深刻的内涵，家长普遍也很难做到。

吃热：不吃冷食，不吃寒食

人体是有温度的，食物进入胃里，如果是冷的，就需要调动脾胃的热量将食物“焐热”，而孩子本身脾胃功能就很弱，消化冷的食物所需的能量肯定要大于消化温的食物，这就给脾胃增加了不小的负担。本来孩子的脾胃就要非常小心地呵护，吃冷的食物脾胃更容易受损了。

脾胃自己的热量不足，就会从肾里面调出肾气转化成热量，时间久了，不仅脾气不足，肾气也会不足，这样的孩子怎么会强壮呢？有的家长拗不过孩子，给他们吃一些解暑的冷饮、雪糕，其实是不太妥当的。就算吃，也要克制、不过量，偶尔品尝过后，可以喝一些驱寒的食疗方，应急补救一下。

除了尽量不让孩子吃冷食，最好也不要给孩子吃性味寒凉的食物。孩子是“虚寒”之体，阳气是很稚嫩的、不成熟的。经常给孩子吃太寒凉的食物，容易伤及孩子脾胃。

不少家长每天坚持不懈地给孩子喝一瓶酸奶、吃一个奇异果，说是营养非常好；不少家长给小宝宝吃辅食，也经常做香蕉泥；天气一热，家长或者有些幼儿园就会给孩子煲凉茶，清热解毒。特别是南方，家里的长辈每天煲凉茶（如竹蔗茅根水、胡萝卜水等），孩子出门就装一壶当水喝。

从营养学的角度这些食物都富含各种元素，但是这些都是寒凉的食物，天天吃，经常吃，会损伤孩子的中阳之气。脾胃功能受损，消化吸收不了，营养再丰富又有什么用呢？

最好是让孩子吃一些温热的食物，比如培养孩子吃姜、葱、蒜等，也可以选择一些温性的甚至热性的水果。只要控制好量，不让脾胃受累，通常都不会有生热生湿的风险。

吃软：选择脾胃更好消化的软烂食物

很多说法是要有意地给宝宝吃些硬一点的食物，以锻炼咀嚼能力。这跟我们说的“吃软”是不冲突的。锻炼咀嚼能力，也是为了让食物进入孩子胃里的时候，是软烂的，容易消化的。

软和硬是相对的，总体来说孩子吃的食物，要比成人的食物软烂，但不是说从小到大都给孩子吃糊、吃粥。家长要锻炼孩子的是，让孩子认真咀嚼，不要随便嚼一嚼就下咽。

常常有家长问我：“为什么孩子的大便有时会有食物残渣？”像块状的胡萝卜、西兰花，对孩子的消化能力都是不小的挑战，吃的时候，切得更细碎一些，煮得软烂些，这种情况就会改善很多。

从主食到蔬菜肉蛋奶，如何给孩子选择，细心的家长都有研究。

主食的选择上，按易消化程度从易到难排序：粥、米、发面、死面（即没有发酵过的面制品）。所以我的食疗方有很多都以粥为主。喝粥本身就可以养胃益气，滋补津液。

经过小火慢炖，粥水已经煮得很软柔细腻了，不用再细嚼慢咽，也能很好地消化，对肠胃非常友好，还能起到滋润咽喉的作用。如果专门给孩子补充津液，那么粥水比白开水可能更有效一些。米粥是补脾的，相对于水，更能被脾胃消化吸收，变成津液为己所用。米饭的选择上，新鲜软熟的米饭就比隔夜饭、炒饭更容易消化。

不过，年龄较大的孩子积食，吃青菜粥帮助脾胃恢复健运，可能会难以吃饱；有家长反映孩子上课上到一半就发晕。这种情况，选择煮得软烂的蔬菜面条也是可以的，并不是说从小到大都给孩子吃米糊、吃粥。

蔬菜肉蛋的选择上，更要以适合孩子的消化为主，可以选择：

蔬菜	吃应季蔬菜，以平性、好消化为主
肉	消化好时可以吃少量肉类；消化差、积食时，可以用豆腐等“植物肉”代替
蛋	蛋花汤、蒸鸡蛋羹比炒鸡蛋、白煮蛋更好消化

吃少：孩子不吃，不要强喂

细心的家长肯定发现，我在前面也反复叮嘱，给孩子少吃点，这是现在家长最难做到的。特别是家里的长辈，都很难过得了这一关。

元代著名儿科学家曾世荣在《活幼心书》中说：“四时欲得小儿安，常要三分饥与寒；但愿人皆依此法，自然诸疾不相干 。”孩子吃到七分饱，不要吃太多，不要吃太饱，就不会有疾病。是不是吃饱了，是不是吃多了，不是家长主观判断的，而是要通过观察孩子来判断的。以下对七分饱的定义供大家参考：

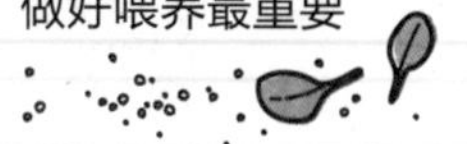

六分饱	还肯吃喜欢的食物，对于不太喜欢的食物就不太碰了
七分饱	基本饱了，进食速度明显变慢，好吃的食物也没之前那么香了
八分饱	开始打饱嗝，比较抗拒继续喂食

孩子吃到七分饱，家长就要让孩子停下来，不要再吃了。

曾世荣还曾说："殊不知忍一分饥，胜服调脾之剂。"家长最经常问的是怎么给孩子调理脾胃，其实，给孩子服用很多汤剂，都不如让孩子"饿一饿"。孩子的脾胃是后天之本，它与孩子最容易犯呼吸道疾病的肺金为"母子"，肺又与大肠相表里；当补品不适合孩子时，补品就不是补品，而是使脾胃受损的"废料垃圾"。

所以，给脾胃适当做减法，反而能调理脾胃。回想我们小时候，物质条件没有现在充裕，孩子三餐营养看似不富足，但每个孩子都能跑能跳，面色红润，体质也比现在的孩子强一些。

以上就是科学喂养总原则，以及一些我临床上积累的喂养经验，希望各位家长在喂养孩子时牢记：吃热、吃软、吃少、七分饱、按需喂养，用好我说的"10秒判消化"（见第4章第1节）。

第3节

1岁前是打好脾胃基础的关键期，这5点要注意

家长问：“宝宝足月出生，各项指标都很好，头几个月宝宝看起来白白嫩嫩、很健康，夜奶也很省心。自从添加辅食后，宝宝开始小问题不断，厌奶、经常上呼吸道感染、便血，三天两头要去医院，换成深度水解奶粉后情况也无明显改善，请问究竟怎么回事？有哪些食疗方适合他？”

常言道“3岁看到老”，我却认为，在孩子成长的很长一段时间里，甚至“1岁就能看到老”。所以，1岁前也是给孩子脾胃打下坚实基础的关键期。

该不该给1岁以内的小宝宝喂食疗方调理？我的建议是，除非特殊情况或遵医嘱，否则最好不要自行喂服。小儿脏腑娇嫩，形气未充，脾胃功能还是很弱的，吃多一点、吃得难消化一些都容易过负积食。尤其是一些补益的食疗方，更不宜给1岁以下的宝宝使用。

宝宝之所以会出现这么多小状况，其实就是因为错误的喂养方法。想要给孩子在1岁之前打好“后天之本”——脾胃的基础，懂得如何减少孩子脾胃的负担，就是最好的方法。

这里也要提醒各位家长，小宝宝大便不正常、经常哭闹、体质虚弱、生长发育不达标等，绝大多数情况都是过量喂养、脾胃受损导致的。很多家长带着宝宝来我这里面诊，经过一段时间减少喂奶、减少辅食的调理，小宝宝的情况都有非常明显的好转。

顺便说一下，我常见家长们争执到底是母乳喂养好还是配方奶喂养好。6月龄之前，母乳喂养有先天的优势，如果因特殊原因无法母乳喂养的，配方

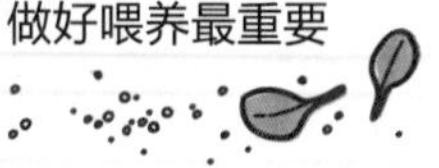

奶喂养也是完全没问题的。6月龄之后，可以考虑配合配方奶喂养到1岁前并逐渐戒夜奶。

母乳喂养也好，配方奶喂养也好，选择何种喂养方式，其实并不是呵护好1岁以下小宝宝脾胃的关键。家长们应该关注的是，如何顺应婴幼儿生长发育特点，呵护宝宝成而未全的脾胃，以不伤脾胃、保证消化能力强健为目的。关键看这4点：

不要过早添加辅食

足月龄出生、体质比较健康、生长发育达标的宝宝，素来消化不错的，可以在6月龄之后开始尝试添加辅食。但要严格遵循添加辅食的原则，还须每天仔细观察添加辅食后的消化状况，根据消化的好坏来灵活调整每天的饮食内容。越是早产、多胎、先天禀赋不足的宝宝，就越要注意科学喂养。这类6月龄后一添加辅食就积食的宝宝，等到7～8月龄开始添加辅食其实对身体更好。也不要担心母乳、配方奶的营养不够，这么做的目的是让宝宝的消化功能更成熟一些。

宝宝不吃不强喂

无论是奶还是辅食，宝宝饿了，就肯定会通过喊叫甚至哭闹表达出对食物的渴求，用不着家长多操心。换而言之，哪怕宝宝只吃一两口就不肯吃，也不要担心宝宝不饱而费尽心思哄宝宝多吃点。不想吃，往往意味着身体已经给宝宝传达“足够”的信号：再吃多，身体就会消化不了、不舒服。

奶与辅食分开喂

“食后不可与乳，乳后不可与食。”奶和辅食连着吃，家长和宝宝都比较难把控进食量，很容易造成积食。

至于宝宝先吃辅食还是先吃奶，育儿专家有不同观点。在我看来，孩子刚加辅食，吃米糊、米汤、泥状软食的时候，对奶的需求量比较大，而对辅食还在适应阶段，建议在两顿奶之间添加少量辅食，量不要过多，不要让宝宝吃太饱太撑。添加辅食，还有让孩子对奶以外的食物产生好奇心的作用。

等到宝宝以饭为主，以奶为辅的时候，饮食结构逐渐向成年人过渡，即通常是在辅食之间喝适量的奶。随着孩子饮食结构的改变，吃辅食的频次从每天1次逐渐增加到2～3次，喝奶频次也从之前的每天6～7次减少到每天3次左右。

不喂不适合宝宝的食物

有些食物是不适合给孩子吃的。比如：

易引起气管阻塞的食物，如花生米、黄豆、核桃仁、瓜子等不易吞食或小颗粒状的食品，应尽量避免让年龄很小的孩子食用，若要食用可研磨成粉末烹调；易引起消化不良的食物，如竹笋、牛蒡等具有较粗纤维素的食材；刺激性太强的食品，如酒、咖啡、浓茶、可乐等，会影响宝宝神经系统的正常发育。

蜂蜜中含有肉毒杆菌芽孢，1岁以下的婴儿抗病能力差，食用蜂蜜可能会引起肉毒杆菌性食物中毒。 哪怕孩子刚过完1岁生日，稳妥起见，也建议长大些再食用。

此外，螃蟹、虾等带壳类海鲜也不宜给婴儿食用，因为有的孩子可能会对海鲜过敏；鸡蛋清中的蛋白分子较小，存在透过肠壁进入血液的风险，使宝宝的机体产生过敏反应，引发湿疹、荨麻疹等疾病，建议等宝宝满 1 周岁后再考虑喂食。

总之，不建议给刚添辅食的小宝宝过早尝试大人食物。

如何判断小宝宝喂养适宜

判断宝宝的喂养是否科学、正确，宝宝的大便是最直接的反馈。除了新生儿为墨绿色胎便外，小宝宝正常的大便呈黄色或金黄色，偶尔带点微绿色；味酸不臭，没有泡沫；比较稀或者呈软膏状，3月龄以下每天排便2～5次，或多或少并不绝对，3月龄以上排便数会减少到每天1～2次。而便秘，蛋花汤式的水样便，大便里有奶瓣、血丝、黏液等，都是不正常的大便，往往意味着消化不良。

出现上述情况，家长需要立即减少喂奶量，减少辅食甚至暂停辅食，把宝宝的积食调理好。必要时，甚至要服用助消化的食疗方。

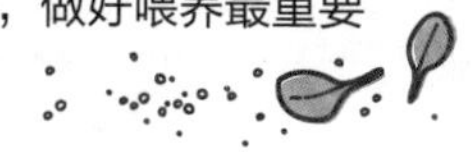

第4节

小宝宝湿疹、热痱，前提就是消化不良

家长问：“孩子8月龄后，一到夏冬两季湿疹就反复发作，严重影响孩子的日常生活和睡眠。此外孩子口气异味大、脾气差、厌奶厌食。现在孩子14个月，生长发育落后，请问我该如何调理孩子体质，治疗湿疹？”

湿疹反复发作的孩子，根本原因是体质虚弱，表虚不固。根据我多年儿科临床的观察经验推断，除去先天遗传，绝大多数湿疹宝宝的发病原因是出生后家长喂养不当导致的脾受损，比如给孩子过量喂奶，一味地喂食，或频繁更换食物，造成孩子脾胃受损、脾虚湿困，日久便形成了过敏性体质。

有的妈妈在孕期吃得过于厚腻，体内湿热，形成胎毒，宝宝一生下来或刚出生没多久就会长湿疹。

说到底，湿疹就是脾的能力不足。脾运化水谷精微，我们身体的水湿要靠脾来运化，如果脾的功能受损，运化能力不足，湿气就会在体内蕴结，不能正常排泄出来，只能通过皮肤排出，爆发出来就是湿疹。

为什么孩子一到夏冬就湿疹反复?

这个问题也同样困扰着很多家长。我们从皮肤、脾胃两大方面去理解背后的病机。

皮肤腠理是孩子抵御外邪的一大防线。体虚的孩子，肌表的卫气无法很好抵御外邪，在夏季更容易受外界环境的风邪、湿邪、热邪侵扰。我们在夏季常常忍不住长时间吹空调、风扇，大汗后毛孔舒张，再直接吹风，不仅很容易感冒，而且更容易使毛孔遇冷后紧急郁闭，导致体内的风寒湿热无法正常通过皮肤排出体外，使孩子不仅容易爆发湿疹，而且还可能导致热痱等皮肤疾病。

除此之外，夏季脾胃消化能力较弱，运化水谷精微的能力下降。很多孩子在夏季进食量变小，这是身体自我调节的结果。但是，若喂养无节制，脾胃很容易积滞化热、化湿，内不得输泄，外不得透达，郁于皮毛腠理之间，就会表现为湿疹等皮肤疾病。

冬季也是容易爆发湿疹的季节。其原因之一，是家长给孩子吃得过于滋腻补益，或家长自己吃得太厚重，给宝宝母乳喂养时，把营养过度传给孩子。加上冬季寒冷，人之阳气又内敛封藏，肌表失于温润。

因此，湿疹、热痱反复发作的宝宝，往往存在错误喂养、脾胃受损、积食的情况。每当家长问我如何根治孩子的这类皮肤疾病，答案不言而喻，就是顾护好脾胃。

小贴士

简单分辨湿疹和痱子：

痱子常起在易出汗部位，无论多严重，都是一粒粒的，小疹子的边缘互不融合。

湿疹常起在皮肤摩擦部位，往往连成一片，严重时会出现丘疹、红斑、水疱、血痂等多种形态。

湿疹一发作，就用激素药膏压制?

如果孩子一有湿疹，家长就用激素药膏压制下去，但依然不改之前错误的养育方式，孩子湿疹等皮肤疾病当然会反复发作。激素药膏，包括一些外治的药膏，都只能缓解当下症状，没有从根本上解决孩子湿疹的问题。

激素药膏的确效果很快，临床上有时湿疹严重时会用到，但不能完全只依赖外用药。孩子湿疹一发作就涂，虽然开始见效快，但长期使用后身体已

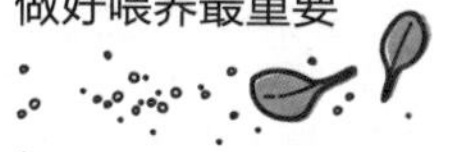

经依赖激素，失去了抵抗湿疹的能力，反而更容易反复发作。

需要注意，湿疹往往是婴儿过敏性疾病的首发症状。

小贴士

湿疹不严重的情况下，处理方法以保湿为主，必要时辅以治疗湿疹用的软膏。常用的保湿软膏包括甘油、凡士林、木瓜膏或其他儿童润肤产品，给孩子涂抹时非患处也建议一同涂抹；防止孩子因不适而抓挠疹处，推荐用炉甘石洗剂。

如果湿疹状况比较严重，则应在医生指导下使用适合的药用软膏。比如，孩子起湿疹、压不住的时候，可于午睡、晚睡时涂抹1次尤卓尔；如有渗液，就同时配合氧化锌收敛。一般都能比较快地在2～3天内恢复。

也就是说，如果宝宝湿疹反复发作，家长要尤其留意孩子的日常饮食喂养，顾护好孩子脾胃，以防进一步发展为过敏体质，同时要预防其他过敏性疾病的发作，比如过敏性鼻炎、咳嗽等。

也要规避以下一些治疗湿疹的偏方，不要病急乱投医：

⊗ 不要乱用金银花泡澡治湿疹

给湿疹孩子用金银花水泡澡，似乎成了不少家长的共识。可结果泡了几天澡下来，孩子身上的湿疹不退反长，或者其实是湿疹自己退了，家长还以为是金银花发挥了效果而将其奉若真理。一般孩子长湿疹，不建议用金银花煮水泡澡，因湿疹有寒热之分，须辨证使用。金银花性寒，小孩子本身脾胃就很虚弱了，寒凉物一刺激，会越泡越虚，湿疹只会越来越严重。金银花泡澡只能用于湿热性湿疹。

若为湿热性湿疹，在没有出现红肿、渗水、溃烂现象的情况下，可以用15g金银花+15g土茯苓+15g地肤子煮水，掺温水擦拭湿疹部位。

⊗不要给孩子乱喝凉茶

在饮食方面，家长要记得不要随意给孩子吃寒凉的食物，更不要觉得湿疹就是“湿热上火”，喝点凉茶就可以帮助孩子退疹。身体健康的孩子都要少喝凉茶，更何况原本就脾胃受累的湿疹患儿？其道理与金银花泡水洗澡是一样的。

湿重是标，脾虚是本，要根治湿疹，乃至防止一些常见儿童皮肤病的反复发作，就要避免积食、祛湿健脾。

从饮食开始，避免湿疹反复发作

除了寒凉的食物之外，长湿疹的孩子还要少吃、慎吃以下食物：

①	海鲜、牛羊肉等发物
②	膏粱厚味、甘肥滋腻的食物
③	酸涩、辛辣等刺激性食物
④	油煎炒炸、炙烧香燥熏烤的食物

开始吃辅食的湿疹宝宝，可在咨询医生后，将下列食材煮水，少量服用，每次约30～60mL：

①	茯苓：渗湿利水，健脾和胃，宁心安神
②	土茯苓：解毒除湿
③	赤小豆：利水消肿，解毒排脓，清热去湿，健脾止泻
④	白扁豆：补脾胃，化湿热
⑤	绿豆＋陈皮：清热祛湿，利水解毒，健脾理气

6月龄以下的小宝宝患湿疹，可每天用5～8g绵茵陈、1g陈皮煮水，连喝3～5天。

改善小月龄孩子的脾胃，要从正确喂奶开始，如减量冲稀、少食多餐、不强迫喂奶等。也不要给孩子频繁更换奶粉品牌，这么做会使孩子的消化系统功能难以修复。

年龄较大的孩子生湿疹，而且容易反复发作的，家长一定要先关注孩子是否有积食，若有的话，要以消食导滞为先，具体方法可以参考本书第4章、第5章的相关内容。

等到积食情况好转，我推荐以下食疗方，有效祛湿、温和地呵护脾胃：

扁豆薏米粥

材料： 炒扁豆 15g，炒薏米 8g，土茯苓 15g，大米 50g，黄糖适量。

做法： 材料入锅，加约 3 碗水，大火烧开后转小火煮至粥水软烂，加入适当黄糖调味即可。视情况连服 3 天。

功效： 清热利湿，健脾和中。

适用年龄： 2 岁以上孩子，对证、少量多次分服。蚕豆病患者可服。添加辅食后的宝宝，如对证可隔渣喝小半碗粥水。

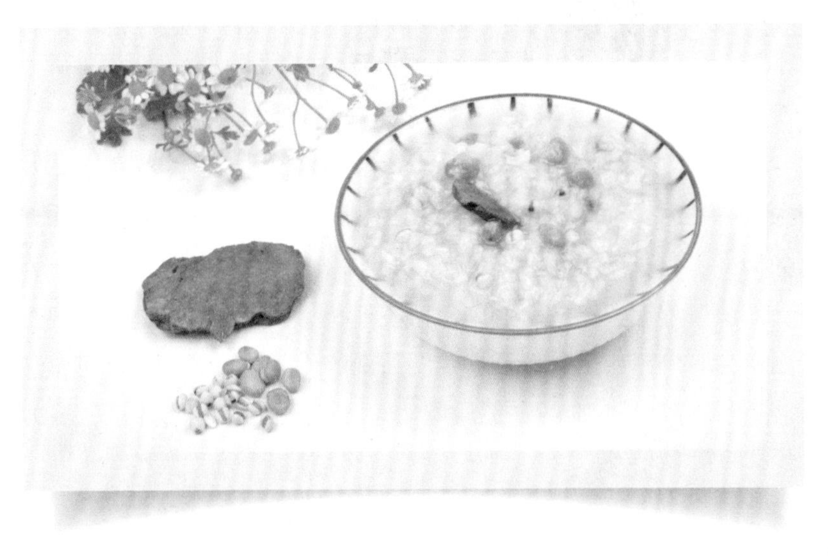

对于湿疹易长期反复发作的孩子，日常食疗还可以适当添加黑豆、山药、白术、乌梅等食物，补脾扶正，养阴润燥，调补因湿疹长期发作所损伤的正气、消耗的阴液。或选择服用黑豆生地饮：

黑豆生地饮

材料： 黑豆 20g，生地 8g，防风 3g，黄糖 5g。
做法： 前 3 味加水适量，煮取汁液，再将汁液倒入锅中，加黄糖，边搅边加热，至糖溶化即可。每周 1 ~ 2 次。
功效： 健脾清热，养阴扶正，适用于过敏性皮肤疾病慢性期患者。
适用年龄： 2 岁以上孩子，不积食、无病痛时对证、少量多次服用。蚕豆病患者可用。

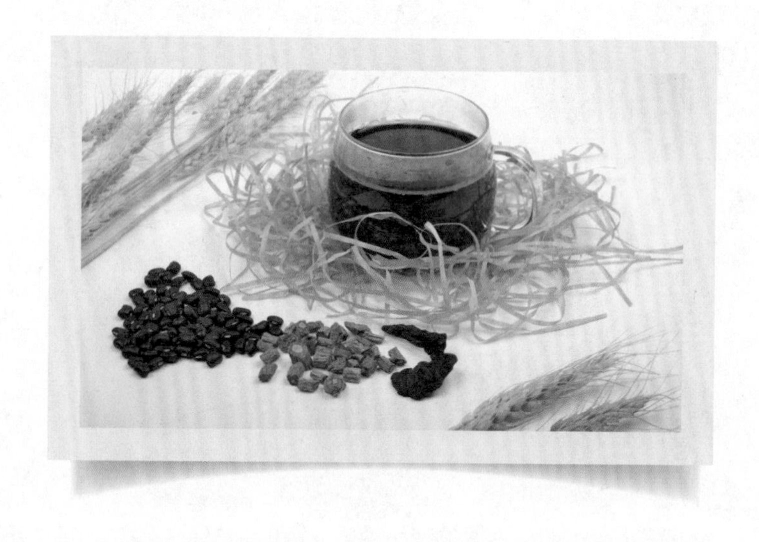

总的来说，相比于急着把湿疹压下去，最关键的是要把孩子的内在因素调理好，即孩子“后天之本”的脾。家长把孩子的脾胃呵护好，不只湿疹，其他问题也会减少，“四季脾旺不受邪”说的就是这个道理。保证孩子的饮食在脾胃能够承受的范围内，然后耐心调理，内服和外治并重，多方面治疗，湿疹就会慢慢好转。

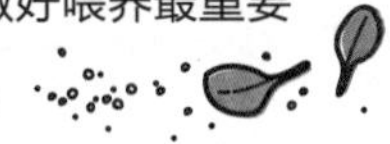

第5节

脾胃消化大关卡：如何给宝宝正确喂奶、添加辅食？

家长问：“如何给宝宝正确喂奶、添加辅食？”

给宝宝添加辅食，是很多家长喂养孩子时遇到的“拦路虎”。这位家长的困扰，其实并不少见。添加辅食前好养，添加辅食后易病难养，这类宝宝的问题出在哪？其实就是辅食的喂养与宝宝的脾胃不兼容。只要学会科学、正确的喂养方法，孩子的情况就能好转，也并不需要给宝宝喂额外的补品。

有些家长带宝宝来面诊，经诊断后发现都是和脾胃相关的问题，比如“羊咩屎”、积食、反复湿疹等，我就建议家长暂停孩子的辅食，等到下个月再尝试从营养米粉喂起。其中有些家长很担心，这么做不会让孩子营养不良吗？

我说：“不会，如果发现宝宝仍然积食，还要把奶冲稀一些，再给孩子吃少一些。”

事实证明，宝宝的脾胃得到休息后，吸收营养的效率反而有所提升，之前面诊的一系列症状也有较大改善。

如何正确给宝宝喂辅食，不让辅食损伤脾胃，“拖累”孩子的身体，这是所有新手家长都要掌握的必修课。

如何给小宝宝正确喂奶？

一般来说，新生儿按每天100mL/kg配置喂奶量。比如：宝宝出生体重3kg，每天的总饮奶量应在300mL左右，如果宝宝身体健康、好动，看起来精神气足，证明消化功能相对也不错，可以尝试喂足300mL；如果宝宝体质弱一些，在300mL的基础上还能按需稍减。记得使用我的“10秒消化判断法”（详见第4章第1节）。

6月龄之前，宝宝喝奶的量应该控制100～150mL/次之间。每次喝奶间隔可以是2～4小时，若宝宝有需求则可以喝一次，并逐渐减少夜奶次数。

总而言之，给小宝宝喂奶，不必过度强调定时定量，可根据消化情况按需喂养。

如何给小宝宝正确添加辅食？

给小宝宝吃辅食，要试探性添加，更要从少到多，从稀到稠喂养。所有宝宝的第一顿辅食，不等于“彻底开闸”，而是对脾胃的试探：吃完第一顿，马上观察宝宝第2天的消化情况，一有不适征兆，立即停止。

即使辅食已成为日常喂养习惯，也要每天观察宝宝的消化情况，一旦发现宝宝的脾胃消化不适，就要减少辅食的量和种类，甚至先暂停喂辅食，等消化功能恢复再继续尝试。

如何判断1岁以下小宝宝是否积食？

有积食的情况下，宝宝的饮食要做出相应的调整。我建议家长们每天重点观察小宝宝的大便和睡眠情况，从而判断宝宝的消化状况。

大便

1岁以下婴儿，若出现水样便，大便有奶瓣、血丝，大便干硬的情况，即为消化不良。

小贴士

通常，新生儿每天小便的次数在6次以上，大便次数在2～5次，但这个数字不是绝对的，大便次数稍微偏多或偏少都是正常的。等到了2～3月龄，宝宝大便次数会减少到每天1～3次。

排完正常的墨绿色“胎便”后，母乳喂养的宝宝，大便呈黄色或金黄色，偶尔带点微绿色；味酸不臭，没有泡沫；比较稀或者呈软膏状都是正常的。宝宝有这种大便，证明平时喂奶量合适。

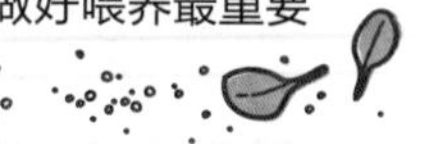

睡眠

睡眠不安稳，容易夜啼。

出现这两种情况，就可以判断小宝宝存在积食，需要哺乳的妈妈通过清淡饮食、减少喂奶量、给宝宝服用三星汤或新三星汤等方法改善宝宝的消化状况。

除此之外，针对小宝宝，还可以观察皮肤状况：如果宝宝湿疹湿毒、长奶癣严重，就可以判断其肯定有积食。

应对宝宝积食，具体可以这样做：

①	母乳喂养的小宝宝，哺乳期妈妈要注意清淡饮食，每次喂奶时间可以缩短 1 ~ 2 分钟
②	配方奶喂养的宝宝积食时，每次冲奶水量不变，奶粉量减少 1/3，把奶冲稀一些，每次喝九成就够了。如果担心宝宝营养不足，可每天增加 1 ~ 2 次喂奶，但每天总喂奶量要比平时少（水量可不变）
③	宝宝积食情况严重，可在上述减少喂奶量的前提下，连服 3 天三星汤或新三星汤助消化（具体服用方法可以参考“第 4 章”食疗方）

总的来说，给小宝宝喂奶、添加辅食，甚至孩子长大后的三餐喂养，都要以宝宝自身脾胃是否能承受为准。

如何规避小宝宝喂养“雷区”？

遵循以上喂养原则，再规避一些婴幼儿喂奶、喂辅食的“雷区”，一般来说，给宝宝的喂养就不会出什么大问题。

雷区 1　坚持母乳喂养比配方奶喂养对孩子更好

一般情况下，母乳喂养对宝宝的生长和妈妈的产后健康而言是最优选择。宝宝6月龄之前，建议纯母乳喂养。有条件的情况下，可以一直母乳喂养到1.5岁。当妈妈出现奶水不足，感冒发热、乳腺炎，患有传染病、精神病、严重心肾疾病，或必须上班等情况，不具备可随时母乳喂养的条件时，配方奶其实是适合宝宝体质的另一优选。

所以，与其争论母乳、配方奶哪个更适合孩子，各位新手家长其实更应该关注新生儿的消化问题。

雷区 2 妈妈坐月子、吃厚腻食物，能使宝宝获得更多营养

哺乳期妈妈吃得过补，消化的营养会通过奶水传递给婴儿，但孩子的消化能力不比大人，厚腻的营养母乳是损伤脾胃的“第一口”。因此，老旧的“坐月子”观念，如不宜下床走动、必须吃甘肥厚腻的食物大补“催奶”等，不仅对产妇产后身体恢复不利，还会让宝宝一出生就埋下“消化隐患”。

雷区 3 宝宝哭闹 = 饿了要喝奶

宝宝哭闹，或做出吮吸的动作，就是想喝奶了，这其实是不准确的。宝宝喂奶后可能会安静下来，这种平静可能是饥饿感得到满足，也可能是通过喂奶，宝宝得到了陪伴、抚触的安慰。真正感到饥饿的宝宝，喝奶的时候会大力吮吸，吞咽频率很快，往往喝10分钟左右就能饱。如果孩子哭闹，家长抱在怀里就能停止，喝奶速度不紧不慢，就证明宝宝不太饿。

雷区 4 坚持给 1 岁以上的宝宝喂夜奶

有些消化不好、经常积食的宝宝，甚至1岁之后仍需要喝夜奶。这其实是不太妥当的。

当然给新生儿喂夜奶是有必要的。夜奶次数因人而异，有的宝宝每晚2~3次，有的宝宝甚至多达5次。随着宝宝渐渐长大，夜奶次数也会渐渐减少，5~6月龄，宝宝每晚只需要1次夜奶。想要宝宝的消化好，最好在1岁前戒掉夜奶。

如果喝完奶后，宝宝不哭不闹，睡觉安稳，一般就是饱了。家长不要到点故意把宝宝拍醒喝奶，要给宝宝的消化系统留些休息的时间。

雷区 5 孩子 6 月龄就能添加辅食

什么时候能给宝宝添辅食？开始添加辅食的时间，应该是宝宝脾胃消化

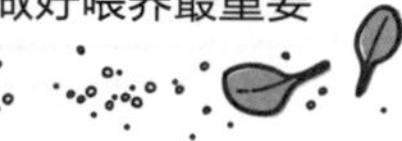

的能力成熟、能够适应和消化辅食的时候。

宝宝是否可以吃辅食，关键看这些“信号”：

①宝宝的体重已达到出生时的2倍；

②宝宝能够自己靠坐、控制头部的转动、保持上半身平衡，并通过前倾、后仰、摇头等简单动作表达想吃或不想吃的意愿；

③大人吃东西的时候，宝宝明显感兴趣，想尝试或模仿；

④喂食时，宝宝会有明显尝试吞咽的动作，并表现出很开心的样子；

⑤宝宝每天奶量可达1000mL以上，喂奶次数8～10次；

⑥大便中没有奶瓣，没有对食物消化不良的表现。

有以上这些情况，表明宝宝不仅脾胃的发育到了“辅食阶段”，身体各方面也在较好地生长，可以开始准备第一顿辅食。通常来说，这些情况会在宝宝满6月龄后出现，因此体质健康的婴儿，6月龄后可以开始添加辅食。

但如果宝宝暂时还没有出现以上情况，或者出生时是早产儿，平时消化功能一直很差，就不要着急添辅食，可以等到7月龄、8月龄。宝宝不会因为晚一点添加辅食就发育不良，我们要耐心等待宝宝的消化系统准备好。

雷区6　宝宝从小喝炖汤营养品

很多家长觉得汤水好消化，但忘了考虑里面如果加料，煲出的汤水对宝宝而言是否营养过载。汤水加肉一起煲，容易厚腻，营养过剩。

雷区7　“健康小零食”当辅食

“孩子不愿吃饭，可以靠健康小零食补充能量。”总有家长喜欢买手指饼干、泡芙、溶豆等小零食给孩子吃。婴幼儿零食代替正餐，宝宝就更不愿意吃饭了，营养也无法得到保证。

雷区8　可以给宝宝喝果汁补充营养

水果在榨成果汁后损失了大量纤维素，而且，喝果汁会使血糖大幅升高，容易造成肥胖、龋齿。所以，建议家长少给孩子喝果汁。如果想补充维生素，可以在9月龄以后，将比较容易消化的、口感软一点的水果，切成小丁小块直接喂给孩子吃。

第⑥节

只给孩子吃精细的食物，就能脾胃健运?

家长问：“孩子脾胃虚弱，我们就给孩子吃很软烂的食物，甚至长期素食，但孩子仍然稍微一吃多就便秘积食。孩子现在瘦弱、矮小，我在喂与不喂之间两难，究竟该如何喂养才对孩子比较好？”

有些家长错误地以为，精细喂养就是科学喂养。其实不然。在我看来，这种过于把控孩子的饮食，丝毫不给脾胃锻炼机会的喂养习惯，是“过度喂养”里面的另一个极端：过度精细喂养。

食物软烂，营养易流失，孩子脾胃缺乏锻炼

我把这种过度精细喂养方法称为“溺爱”脾胃。就好像溺爱孩子很难把孩子养好一样，脾胃也需要适度的锻炼，运化水谷精微的功能才会越来越强健，也能更快地往趋于成年人脾胃健运的方向发展。

过于精细的喂养还可能导致一部分食物营养在烹煮的过程中流失掉，进而影响孩子摄入膳食纤维，同样不利于孩子健康成长。

从情志方面考虑，这种做法也是不应该的。食物不仅仅是为了满足孩子营养所需，同样也是孩子探索食物的种类、风味，认识世界的过程。比如，在给孩子添加辅食的时候，我们就会随着孩子消化能力的不断成熟，从流质、糊状食物，逐渐过渡到块状、条状食物，锻炼孩子的抓握、咀嚼能力。

此外，孩子如果脾虚、肾气不足，更要适度食用小馒头、小馍块、小馕饼等，锻炼咀嚼能力。“齿者，肾之标”，牙齿由肾中精气所充养，肾中精气充沛，牙齿则坚固不易脱落。而锻炼牙齿，也能无形中补养充盈肾气，还能促进牙齿发育。

有的孩子出牙晚，医生会建议家长给孩子吃点磨牙的小饼干。其实这种

情况很可能和日常饮食过于精细、长期吃软烂的食物有关。

你以为的精细喂养，可能更厚重滋腻

除此之外，有些情况下的“精细喂养”反而会增加孩子负担。比如，肉汤泡饭、菜汁泡饭，看似米饭被泡软了，孩子摄入的主食量也适当减少了，但孩子依然很容易积食。

这到底是为什么呢？

从中医的角度来理解，脾胃消化，“消”和“化”要分开来解释：所谓“消”，是把原本的食物通过牙齿、胃部的研磨，变成流质的糜物。而“化”，是把这些糜物转化成精微营养，布输全身的过程。

有些食物，比如肉汤泡饭、菜汁泡饭，看似好消，其实并不好化，很多甘肥厚腻，或过于滋腻的食物，也会给孩子的脾胃增加负担。尤其是肉汤。很多家长踩过这个“雷区”：孩子生病精神不好、胃口差，想着少喂养、只给孩子喝肉汤，就既可给脾胃减负，也能稍稍补益。而这恰恰适得其反——一边给脾胃增加负担，一边给病邪“补益”。此时如果孩子体质比较虚弱，正气不足，病情就很容易反复。

那么，什么食物是不好化的呢？

寒凉冷食（如寒性、过甜水果）、肉类、甜腻的甜品糖果、煎炸零食……这些需要脾胃消耗更多能量去消化的食物，看似好消，其实都是不好化的。

为了让孩子消化好，专门给孩子喝肉汤、喝寒凉的水果汁等，看似很花心思，实际上达不到预期效果，甚至会更加损耗孩子正气。

什么时候精细喂养，什么时候锻炼脾胃？

对于这个问题，我其实很难给出一个标准的答案，还是要以孩子的消化功能来定。必要时，也要给孩子吃精细、软烂的食物，而且要既好消，又好化，比如米粥、烂面条等。具体如何喂养，可参考以下两点：

①	孩子病时、积食时，就要清淡饮食，可以选择精细喂养
②	孩子消化功能弱，稍微吃多就反复积食，很难找到健脾时机，就可以先选择攻补兼施，清淡饮食，精细喂养

等到孩子的积食状况好转，就要适时健脾益气，提升整体消化机能。比如，孩子体质被调理得有所改善，没那么容易积食了，消化好、无病痛的时候，就可以开始适当锻炼孩子的脾胃，试探地增加食物种类，观察孩子的脾胃是否能够承受。

当然，哪怕孩子的脾胃功能大有改善，也不要掉以轻心，觉得可以敞开了喂养。不妨再复习一下我们开头提到的科学喂养原则：吃热、吃软、吃少、七分饱、按需喂养。

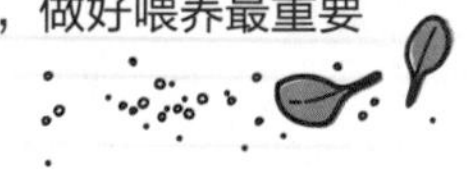

第7节

给孩子长期吃素食，孩子更虚弱了，到底哪错了？

家长问：“许教授您好，最近幼儿园有位家长推荐我给孩子吃素食来养脾胃，请问孩子多久可以吃一次素食？可以连续让孩子吃素食1～2周吗？怎么样搭配素食才能让孩子获得足够营养呢？”

首先要声明，我反对孩子长期吃素食。孩子正处于长身体的时期，肉、蛋、奶都是日常必需品，给孩子的日常三餐，一定要营养均衡。如果有机构、他人向你推荐长期素食的育儿方法，那么请务必慎重对待。

不过，特殊情况下，孩子是该清淡饮食，甚至吃素的。比如，孩子吃多、吃撑，甚至已经消化不良、积食、生病了，偶尔吃几天素食是可行的。在消食导滞的3天左右时间里，应尽量减少脾胃负担。

所以，可以给孩子吃素食，但素食并不是目的，不能为素而素，而是根据孩子的脾胃需求，将素食当作一种方法，灵活运用。

不提倡“一刀切”式吃素

孩子正处于生长发育黄金期，绝对不提倡长期素食。我经常说孩子有积食可以尝试些素食，具体是什么情况下用呢？要么是脾胃已经长期受累，运化无力了，必须进食好消化的素食，休整调理；要么是病邪壅盛，与体内的正气缠斗不休，若大量补益肉食，很容易把病邪一起补了。

而且，真正意义上的素食，不是把肉蛋奶都戒掉，而是要根据孩子消化状况灵活而定。如果连用瘦肉煲的汤水、粥水都不喝，奶类这些必需品都不吃，那就难以保证孩子的营养。其实，家长不用那么纠结，吃素不是目的，而是让肠胃休息恢复的方法之一。奶类如果是孩子的主食必需品，即使孩子有积食，也不能断，但可以换种方法减轻脾胃负担。应该通过科学适度地减少喂养次数、喂养时长，控制奶的浓度等，帮助脾胃恢复健运。

纯素都解决不了的积食，可能是素食没选对

孩子如果积食还不是很严重，想用素食解决却没什么效果，甚至更严重，还多了大便困难的毛病，那很可能是素食吃错了，常见的原因包括：素食吃太多，素食难消化，素食太寒凉。

哪怕是素食，量的控制也很重要。孩子吃一大盘素菜比吃一小块猪肉更加难消化。所以，即使是素食，孩子吃到七分饱，家长就要限制他进食了。

难消化的素食，主要是一些富含粗纤维的素食，比如芹菜、茼蒿、蒜苗、西兰花、花椰菜、荠菜等。给孩子吃这些蔬菜，一定要借助烹饪技巧，把蔬菜切碎些，在锅里煮久煮软，这是为了在素食被吃进肚子前，把脾胃的一部分工作先做了。

很多家长对“粗纤维促消化”和“粗纤维难消化”两个概念不理解。脾胃消化正常的情况下，粗纤维能加速肠道蠕动，促消化；当脾胃消化受累，无力助推粗纤维时，就会变得难消化。

另外，过量食用冬瓜、丝瓜、茭白、海带等寒凉的素食，也可能让孩子虚寒的脾胃无力运化，间接导致积食。

适合孩子吃的素食有哪些？

其实，遵循按需喂养的原则也无法给出一个确定的食谱清单，告诉家长每餐给孩子吃哪些素食、吃多少量。

但也请家长不用太担心，适合孩子吃的素食，往往有调护脾胃的功效，同时营养丰富，连吃三五天也不会耽误孩子生长发育。

适合给积食的孩子吃的素食包括：

块茎类食物	胡萝卜、土豆、红薯、南瓜等
黑色食物	黑木耳、黑豆、黑芝麻等
好消化的主食	大米粥、粳米 + 小米、素面条等

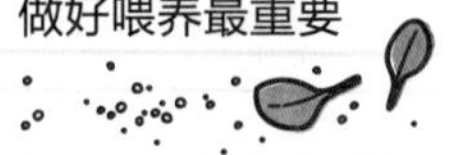

只有一点需要注意，家长普遍认为更有益健康、能健补脾胃、口感较硬的糙米粗粮，不建议孩子在脾胃受损、积食期间食用。

此外，吃素食也可以有多种搭配选择，并不意味着素食这几天就要天天给孩子吃白粥配蔬菜，而不敢吃其他食物。

举几个例子，三餐美味素食，兼顾消化功能和孩子体质，具体可以这样吃：

①奶香小馒头/花卷/素菜包子，搭配豆浆，适合在早餐食用，若担心孩子营养不够，可以通过豆浆补充，如我的健脾三趣豆。

姜汁豆浆

50g黄豆浸泡3小时，倒入豆浆机，加5g姜片，并加入清水和少量黄糖；打出豆浆后，过滤网，即可食用。

小贴士

有积热则不放姜汁，可改饮黑豆豆浆。

②少了肉食，孩子如果饥饿感明显，午饭或晚饭可选择在米饭或粥内加点红薯或南瓜，增加饱腹感。

南瓜拌饭

半个小南瓜（可选软糯的贝贝南瓜）洗净，去皮、瓤、籽，切块，和米饭一起放入电饭锅中煮熟，搅拌均匀，加少量盐、胡椒调味，即可食用。

③喜欢吃肉的孩子，可以用茄子、菇类代替肉，这两种食物搭配好生抽和蚝油，就能很好地入味，很多孩子都很喜欢，尤其是茄子，很多家长以为茄子油多，孩子难消化，其实，只要在入炒锅之前把茄子蒸到半熟，就能大大减少茄子吸油量。

盖烧小蘑菇

蘑菇切片、焯水备用；小白菜洗净切小段，先下油锅，翻炒时加盐和少量白糖，再放蘑菇，翻炒时加入酱油、蚝油、生抽各1勺，最后用水淀粉勾芡即可。

④百合木耳炒鲜山药片可宁心安神、濡养脾胃；豆腐是植物肉，更是万能搭配，豆腐搭配得好，还能辅助消积食，如西红柿炒豆腐、小葱拌豆腐等都可以给孩子吃。

白玉消积汤

1块豆腐、半根白萝卜切块，姜切片，入锅后加约3碗水，大火烧开转中火煮3分钟，加入由3片白菜切好的白菜碎，入锅煮1分钟，即可调味食用。

⑤粥类适合早餐、晚餐食用，对于脾胃消化能力差的孩子，粥其实是非常适合调理脾胃的主食，只要搭配得好，不怕没有营养；对于不喜欢吃粥的孩子，也可以吃煮得软烂一点的素面条。

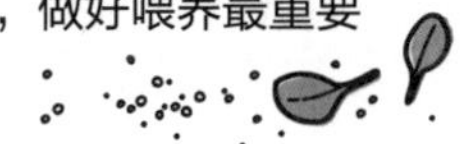

山药小麦粥

鲜山药洗净去皮切丁；锅内加水，大火烧开后，放入洗净的30g大米、20g小麦、20g山药，转小火煲1小时，即可调味食用。

⑥吃腻了粥、饭、素面条，还可以给孩子做素菜小馄饨、饺子，按个给孩子吃，更好控制食量。

青菜小馄饨

上海青、芥菜（或孩子喜欢的其他蔬菜）、杏鲍菇、香菇（可另外加工用油炒香）洗净，沥水切碎，放盐并搅拌均匀，包入小馄饨，下锅煮熟，馄饨汤中可放酱油、盐、香油、紫菜、香菜调味。

通过以上素食食谱，家长可以了解到，即便因为孩子的消化问题需要暂时吃素食，也无须担心孩子营养不够，可选择的食物其实有很多。

而且，即便是素食期间，也不要因为觉得素食“好消化”，就忘了按需喂养法，给孩子吃过量素食。

吃得好、好消化、营养均衡这3点，其实并不是“选择题”，孩子完全可以做到“全都要”。

第8节

吃好这些护脾食物，孩子消化好，少生病

家长问：“想调补孩子的脾胃，又不想给孩子吃太多中药汤方。我觉得‘是药三分毒’，药这种东西最好少给孩子吃。希望许教授能介绍一些适合孩子的食物，最好既有营养，又能调护脾胃。”

俗话说，药补不如食补，这位家长的担心并不是全无必要。给孩子最稳妥的调养，是每个家长都应该关注的事。

孩子的体质特点，可以用“脏腑轻灵，随拨即应”这句话来形容。意思是，孩子体质稚嫩，充满活力，稍微吃一点偏颇的食物、药物，身体状况就会随之而发生变化。这一体质特点需要家长注意哪些方面呢?

首先要注意孩子的用药安全、喂养安全。有些我们大人服用都攻伐猛烈的药物，对孩子的“伤害”肯定更大。还有家长会给孩子服用保健品、补品，或调理脾胃的中成药。选择这类产品的时候，最好遵医嘱，服用前先咨询专科医生，不要随意自行给孩子服用。

其次，家长也可以利用孩子这一体质特点，用相对温和的食物、食疗方，给孩子稳妥的调护。

用好药食同源的食物，给孩子健脾

中医学自古以来就有“药食同源”的说法，意思是，许多食物既可以日常三餐食用，同时又可以作为药物服用，具有调理体质、治疗疾病的功效。

当然，随着现代医学的发展，很多小儿常见病，尤其是急病急症，如肺炎等，应当遵医嘱用药，但合理的食疗也必不可少。而日常给孩子调养身体，对证食用一些温和安全的食物、食疗，绝大多数情况下是比药物、补品更好的选择。

从调理脾胃、养脾护脾的角度来看，又有哪些食物适合给孩子日常食用、呵护脾胃的呢?

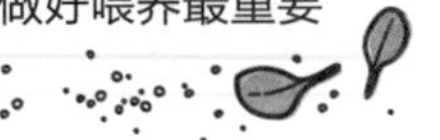

这些日常食物能健脾：

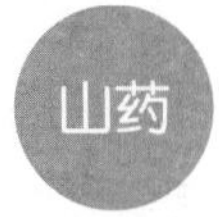

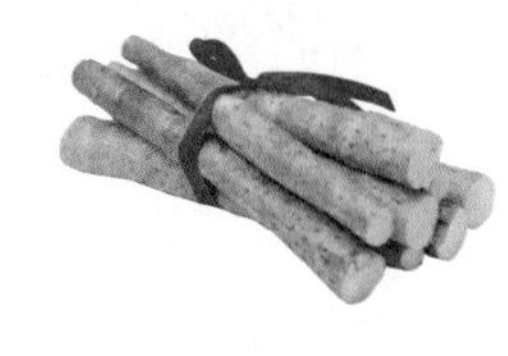

山药性平，味甘，归脾、肺、肾经，能健脾养胃、滋阴生津、补肾益肺，是补脾阴和脾气的佳品。新鲜山药的口感最好，制作糖水、点心和煲粥多使用新鲜山药。虽然它的药用价值相较干山药低一些，但仍然十分适合孩子日常食用。

有的家长担心新鲜山药吃多了会生湿。鲜山药淀粉含量高，稍微吃多就容易积食。所以，山药生的湿，更多是吃多了积食化湿的湿，是脾虚湿困的湿。只要根据孩子的消化能力合理喂养，山药是比较适合孩子吃的。

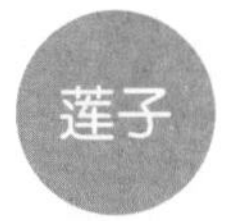

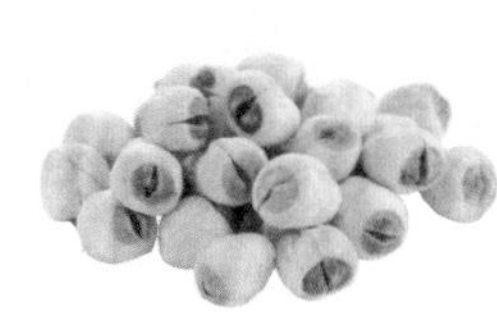

莲子性平，味甘、涩，归脾、肾、心经，具有祛湿止泻、健脾补肾、养心安神的功效。《本草纲目》中说道："莲之味甘，气温而性涩，禀清芳之气，得稼穑之味，乃脾之果也。"

给孩子吃莲子，有4点需要注意：

①	新鲜莲子宁心安神的功效更好
②	干莲子性平偏温，补益和固涩的作用更强
③	红莲子和白莲子功效类似，都可以给孩子食用
④	给孩子服用莲子，如无特殊情况，都要先去苦心，避免寒凉

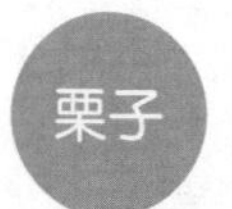

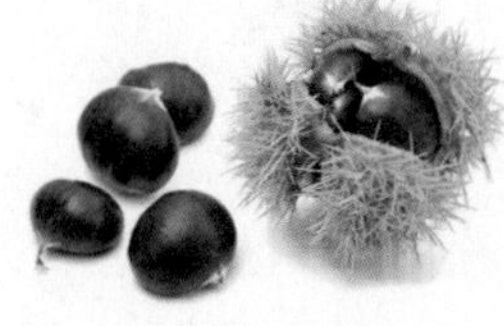

栗子性温，味甘，有养胃健脾、补肾强筋、活血止血、治腰脚软弱等功效，物美价廉又滋补，人称“人参果”。

冬天尤其适合食用板栗，用板栗煮粥，适合年龄比较小的孩子食用。而像栗子烧鸡等比较难消化的丰盛肉食，最好等孩子大一些，并且消化功能不错的时候食用。食用的时候一定要注意，栗子含淀粉较多，难消化，孩子吃多了容易积食，应控制孩子食用量。

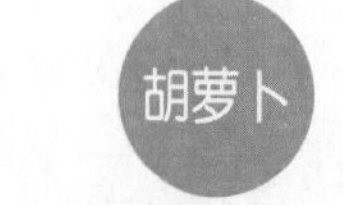

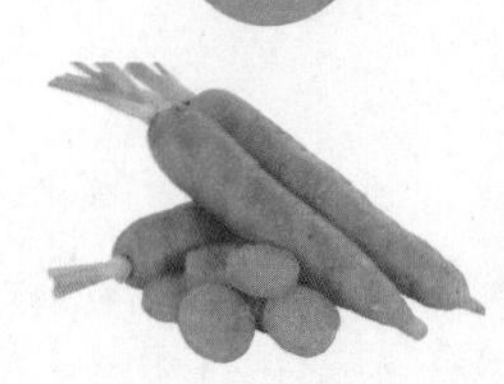

“十月萝卜小人参” ，胡萝卜性平，味甘，归脾、肝、肺经，有宽中下气、健脾和中的食补功效，还能定喘祛痰、清肝明目、润肠通便。

除了调和脾胃，如果想要突出清肝明目的功效，建议把胡萝卜连皮蒸煮着吃，这样胡萝卜素就保留得更多，也更护眼。

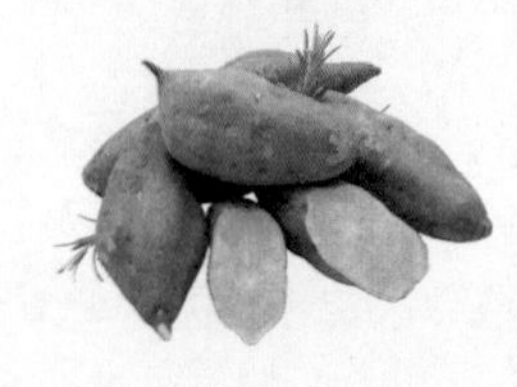

以红薯、白薯、紫薯等为代表的薯类，性味平和，口味甘甜，归脾、胃、大肠经，能补中和血、益气生津、宽肠胃、通便秘。《本草纲目拾遗》中记载，薯能补中，和血，暖胃，肥五脏，是非常适合孩子食用的食物。

家长可以多给孩子吃薯类食物，还因为薯类食物好消化，孩子吃了大便顺畅。薯类属于粗粮，所含的赖氨酸比大米、面粉多得多，不仅能提高人体免疫力，还可以时不时代替精米细面，丰富孩子摄入的营养。

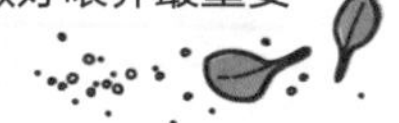

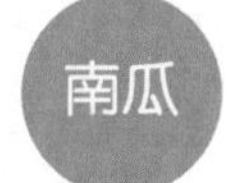

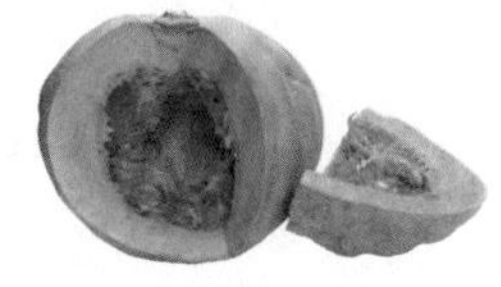

南瓜性温，味甘，入脾、胃、肠经，有补中益气、润肺化痰的功效，常吃南瓜还能益心敛肺。比起羊肉的燥热，南瓜不仅可以温和地滋补，还能保护胃肠道黏膜，加强胃肠蠕动，帮助食物消化。

每周给孩子吃1～2次南瓜是可以的。有的孩子吃得太频繁，可能出现脚心、手心发黄的情况，可停一段时间再食用。

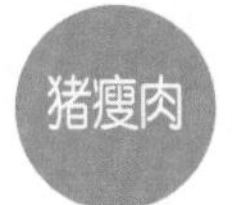

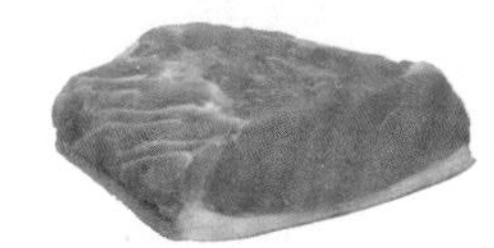

猪肉性平，味甘咸，归脾、肾、胃经，具有补肾养血、滋阴润燥的功效。给孩子补益，我最建议用猪瘦肉。它比牛羊肉更为平和，也更好消化，是养护孩子脾胃的上佳食材，可以作为日常食疗方用。《本草纲目》有言："猪肉滋阴补血，补气润肺；猪心安神、定惊。"

消化偏弱的孩子，可以在不积食、无病痛时，喝用猪瘦肉煲的汤水，只喝汤不吃渣；或把猪瘦肉切碎一些，用比较清淡的方法烹煮给孩子吃。

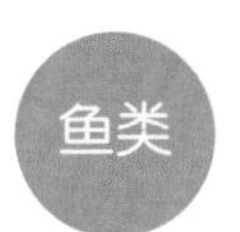

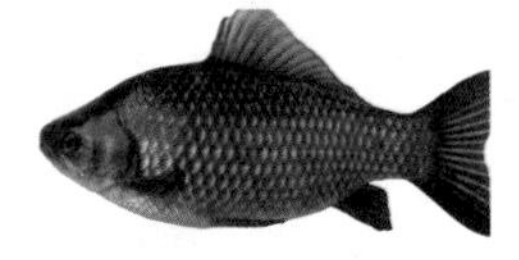

鱼类都是温润的食材，但本质并不温燥，恰恰适合偏虚寒体质的孩子。以泥鳅为例，据《滇南本草》记载，泥鳅煮食，主治五劳、五热，小儿脾胃虚弱，久服可以健胃补脾，令人白胖。

比较好的做法是给孩子煲鱼汤，让孩子在消化好、无病痛的前提下饮用半碗汤水。煮的时候一定要替孩子注意鱼骨鱼刺，且不太建议让孩子吃鱼肉。有一种煮鱼汤专用的纱布袋，可以避免烂熟的鱼肉和细小的鱼骨融入汤中，以减小孩子卡喉咙的风险。

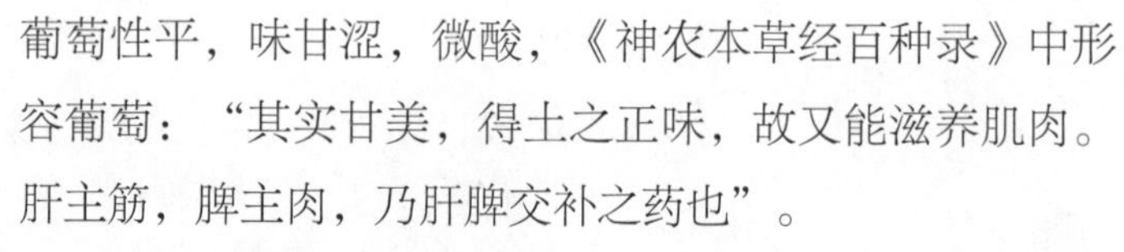
葡萄性平，味甘涩，微酸，《神农本草经百种录》中形容葡萄："其实甘美，得土之正味，故又能滋养肌肉。肝主筋，脾主肉，乃肝脾交补之药也"。

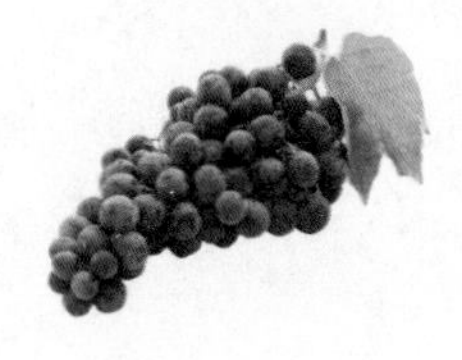

不过，葡萄最好不要天天吃，孩子隔2～3天吃1次也就足够了。久食葡萄会使人泄泻、生内热。明显积食或有咳嗽症状时，不建议吃葡萄。

给孩子吃葡萄，要把握食用频次和量，只要控制好量就没有什么大问题：

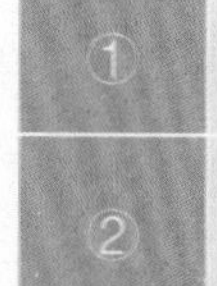

①	添加辅食后，可以适当喝点兑水的葡萄汁，1 周 1 ～ 2 次即可
②	2 岁以上、有较强咀嚼能力的宝宝，每次可以吃葡萄 3 ～ 8 颗，不建议超过 10 颗

以上就是一些味美、温和的护脾食物，生活中有益脾胃的食物当然不止这些，我也会在之后的章节一一讲解。

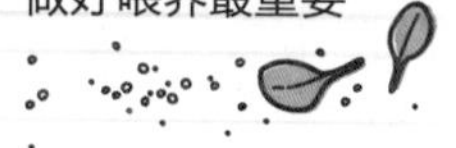

第9节

米粥配小菜，濡养脾胃，营养丰富

家长问：“许教授好，您说要控制好孩子的饮食，但孩子上幼儿园之后，经常加餐、吃多吃撑，我们家长想管也管不了，经常是孩子放假身体好，孩子开学就积食，这种情况应该怎么办呢？”

脾属土，用粳米、小米煮粥，掺上一点五谷杂粮益气，其实最能滋润濡养脾胃。而且粥好消化，给孩子喝粥，最好喝糜粥，也就是用稻米、小米或豆类等粮食长时间烹煮，煮成软软烂烂、很好消化的稠糊。历史上很多名家都对这种粥予以很高的评价，李时珍就曾在《本草纲目》中称赞粥：“又极柔腻，与肠胃相得，最为饮食之妙诀也。”一年四季都适当给孩子喝粥，不仅能补益阴液，还能生发胃津。

什么情况下适合给孩子吃粥呢?

早餐吃粥最濡养脾胃，粥水会把亏空了一晚的脾胃“唤醒”，早餐吃得好，孩子一整天都会有精神，消化好。

还有一种情况，也是前面这位提问的家长比较担心的情况：有的孩子早餐、午餐在幼儿园解决，家长无法把控，那么就可以控制晚餐饮食，比如吃粥。

孩子日常两餐在幼儿园，如何把控孩子脾胃?

孩子上幼儿园，家长饮食喂养的“调控权”看似小了，其实背后还有很大发挥空间，关键就在于晚餐。

尤其是家中老一辈家长掌勺下厨的家庭，总抱着“要犒劳在外工作、上学一整天的家长和孩子”的想法，会把晚餐做得很丰富。

而实际情况是，孩子在学校有丰富的早午餐，甚至还有水果餐、下午餐、点心餐……已经吃得够多、够杂了，回到家就应尽量吃少、吃软、吃清淡。尤其不要再加餐、加奶、加补益的汤水。这个时候，选择喝粥，搭配一些清淡可口、好消化的小菜，就能够给脾胃一定休息时间。

已经积食的孩子，家长也可以尝试和老师沟通，在这段时间内，酌减孩子的加餐，稍微忌口。最好的方法就是选择近三天在家调养。

饭后运动，也可以帮助孩子消化。动辄生阳，能有效提升气血循环的速度，健运脾胃，但应该把控好运动的时机、强度等。

不过，不建议吃完晚饭后进行跑步等活动量大的运动，可以带孩子下楼散步。年龄较大的孩子，可以饭后1小时选择骑车、跳绳，适合的气候环境下，还可以选择游泳。

粥会没营养吗?

有些家长担心常常给孩子喝粥会没营养。其实反思我们日常给孩子吃的食物，不难发现，现在绝大多数孩子缺的不是营养，缺的恰恰是给脾胃休息的机会。

诚然，粥与米饭相比，营养内涵可能会差一点，所以不必给孩子顿顿吃粥、长期吃粥。可以根据孩子的消化状况搭配其他食物，保证孩子获得充足营养，又不伤脾胃。

接下来给大家介绍3种食疗粥，我觉得在一定程度上能打破“粥没营养”“孩子不宜喝粥，应多吃肉蛋奶”的流言。

上一节我们提到了一些可以顾护脾胃的日常食物。通过不同食养功效的食物搭配，还能组成食疗方，比如这道白果山药红糖粥，山药健脾，白果敛肺，红糖养血，能呵护孩子的脾土和肺金，一定程度上帮助孩子预防呼吸道疾病。

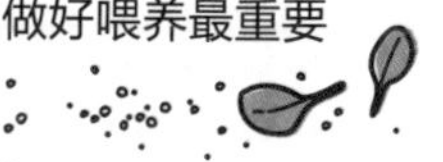

白果山药红糖粥

材料： 白果 8 个，新鲜山药 20g，红糖 5g，大米 30g。

做法： 白果去壳去膜，用清水浸泡至少 1 小时；锅内加约 3 碗水，放入大米、山药和白果煲粥，最后加红糖调味。

功效： 健脾敛肺。

适用年龄： 2 岁以上孩子，消化好、无病痛时对证、少量多次分服。蚕豆病患者可服。

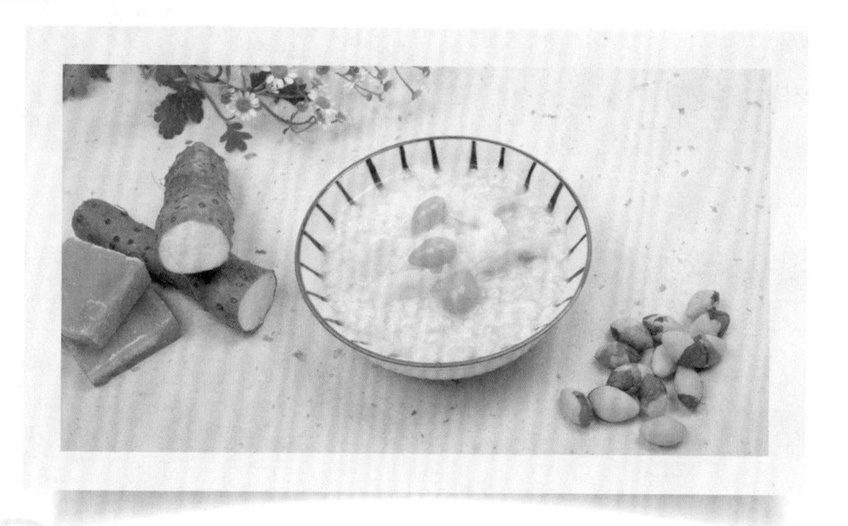

小贴士

白果有小毒，食疗方中用量不多，且入粥前要经过处理。不放心的家长，可以稍微减少白果的量，并且用清水多浸泡1小时。

《本草纲目拾遗》中说白菜：“久蒸久晒，则味反甘，全其德，故有中和之运，功与参耆等。”晒干后的白菜多了点苦味，苦味入心，对心气可以起调节作用，整体有中和益气补虚的作用，功效堪比人参、黄芪。蚝豉不仅营养丰富，是很好的补钙、补锌食物，还能清肺补心，滋阴养血。一年四季，尤其是夏季每周选择1～2天给孩子日常食疗补益，就可以选菜干蚝豉粥。

菜干蚝豉粥

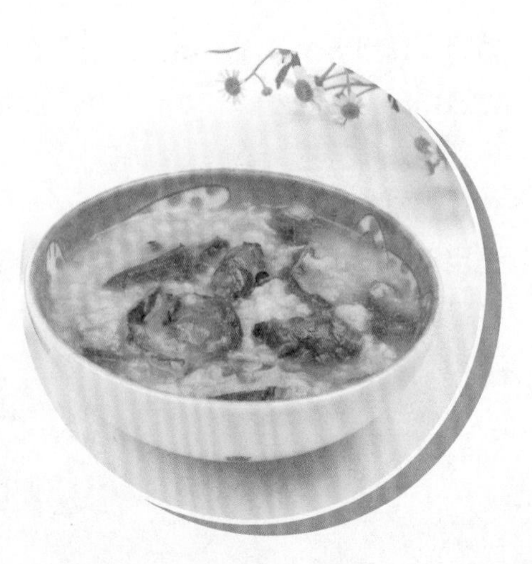

材料： 蚝豉 20g，菜干 50g，粳米 50g，陈皮丝 3g，生姜丝 5g，油盐适量。

做法： 菜干用水浸泡 30 分钟后切成小段，蚝豉清洗干净后切成粗碎粒；所有材料一起放入锅中，加约 4 碗水，大火烧开后转小火煲 1 小时即可。

功效： 和胃下气，补气生津。

适用年龄： 3 岁以上孩子，消化好、无病痛时对证、少量多次分服。蚕豆患者病可服。

而如果孩子本身身体比较虚，经常容易消化不良、积食，甚至积食比较久了，已经影响到呼吸道肺金的运作，那么以下这道食疗方就能辅助缓解孩子的情况：

消积健脾粥

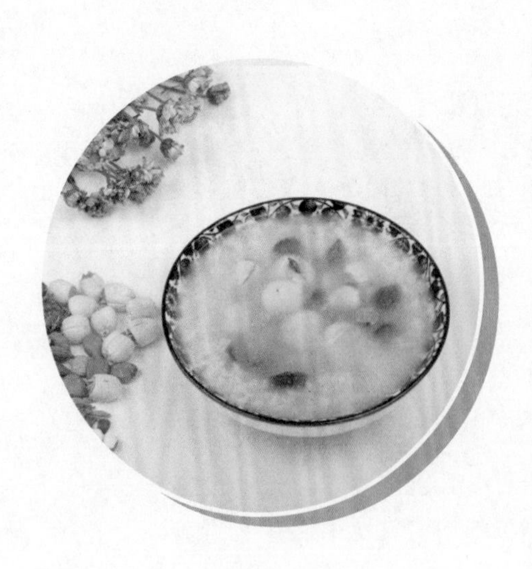

材料： 去心莲子 8g，干山药 10g，芡实 8g，南杏仁 8g，炒麦芽 5g，白扁豆 10g，焦山楂 5g，粳米 50g，白糖适量。

做法： 芡实、白扁豆提前浸泡 1 小时以上；除粳米外所有材料下锅加水煮 30 分钟，去渣；放入粳米，小火熬至米粥软烂。每周 1 ~ 2 次，服用时加适量白糖即可。

功效： 攻补兼施，行气消食，消积健脾，调护脾肺。也适用于积食咳嗽日久者。

适用年龄： 3 岁以上孩子，对证、少量多次分服。蚕豆病患者可服。

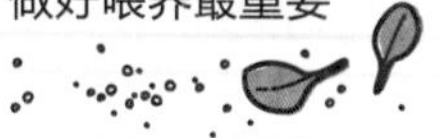

第10节

改变烹煮方法，就能变得好消化

家长问：“许教授好，请问孩子积食的时候能不能吃鸡蛋？您说积食期间最好吃素，鸡蛋、茄子到底算素菜还是算肉菜？”

我经常收到很多家长类似的问题：哪种食物孩子能吃，哪种食物不能吃？我很难给出一个确切的答案，因为孩子的身体是时刻变化着的，有些食物，可能今天能吃，明天就不太适合吃了。

我曾面诊一个长期积食的小患者，她的家长问我：“我晚上都给孩子吃小馄饨，已经很严格控制量了，孩子每次只吃3个，但为什么还是反复积食？”后来才知道，这位妈妈口中的小馄饨，每个足有孩子大半个拳头那么大，再加上其他食物，孩子怎么会不积食呢？

所以，不同人对食物的理解是不一样的。食物的烹煮方法、习惯不同，消化系统可能都会给出不同的反馈。这也是为什么我在本章反复强调科学喂养，与其轻信一些饮食的定论，一板一眼地按照推荐的食谱、清单喂养孩子，不如根据孩子当下的消化状况来灵活增减喂养量、按需喂养。而一些烹煮上的小诀窍，也能帮助孩子更好消化，避免积食。

蒸煮的食物好消化

现在我们来回答提问家长的问题，孩子积食的情况下，能不能吃鸡蛋、茄子是孩子的消化说了算的。如果孩子的脾胃能运化这类食物，就能够给孩子吃。相反，如果孩子本身吃一点肉就积食，就证明孩子的脾胃已经很虚弱了，再给孩子吃鸡蛋，很可能会不利于脾胃恢复，最好先不要吃了。

另外，每次摄入的量也是一项参考重点。前面我们也说过，一小块肉和一大盘素菜相比，哪个更不好消化？答案不言而喻。

烹煮的方式也会左右消化难度。仍然以鸡蛋、茄子为例：

蒸煮的鸡蛋羹对孩子来说是最好消化的。鸡蛋羹不仅营养好，而且质地绵软、清淡可口，相对来说会更好消化一些。

蛋花汤也是比较好消化的。可以给稍微吃撑、胃口不佳的孩子煮番茄蛋花汤，最后用淀粉勾芡，使清汤变成稍浓的羹汤，搭配半个小馒头、花卷，如此作为孩子的一餐，其实已经很有营养了。

快煮的生滚汤，比炖煮一两个小时的老火靓汤，也更容易消化。

所以，素来脾胃功能不错的，只是偶尔吃一顿大餐、外食导致积食的孩子，吃鸡蛋羹、蛋花汤不会加重积食；日常脾胃偏虚，在不积食的情况下吃鸡蛋，也最好吃鸡蛋羹、蛋花汤。

稍微难消化一点的，是炒鸡蛋；更难消化一点的，是煮荷包蛋和白煮蛋；至于像五柳炸蛋这种做法，虽然酸甜好吃，但已经属于甘肥厚腻的范畴，孩子消化健运、身体健康的时候，可以偶尔吃。

所以，蒸煮、少油少盐的食物，会相对更好消化一些。

茄子也是如此。很多人觉得，茄子很吸油，肯定很滋腻、难消化。但蒸茄子就是一道清淡可口的小菜；喜欢吃鱼香茄子等偏重口味食物的家庭，在茄子下锅前先蒸熟，能让茄子下油锅后不那么滋腻。

还要记得，给孩子吃的时候，千万别用菜汁拌饭。别看孩子吃得香、吃得快，炒菜中的油，其实大多在这菜汁里。孩子吃的时候还容易囫囵吞枣，不细细咀嚼，也会加大积食的可能。

寒凉食物难消化，中和一下就好了

通常我们说寒凉的食物孩子慎吃，因为寒凉的食物对消化功能要求更高，比较难消化，不适合虚寒质的孩子。长期吃、大量吃，还可能损伤孩子的阳气。

但不是说孩子完全不能吃寒凉食物。有些家长问我：白菜、白萝卜这类比较寒凉的食物，孩子是不是不能吃？其实孩子也可以适当吃，但是整体饮

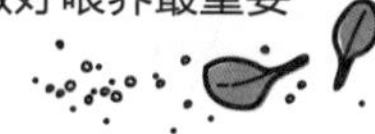

食尽量偏温，不要天天寒凉“清热”。这就要用到食物的寒热加减法。

在冬天，想让孩子吃得温补而不生热，最好能做到荤素搭配，如果肉食选择了比较温补的，那么素菜最好搭配微凉、能生津的，尤其是一些水分高的蔬菜。

比如，我们在炖羊肉时，总是会搭配马蹄、竹蔗、白萝卜，这种搭配除了使羊肉口感鲜甜，也考虑到用清热滋阴的食物，中和羊肉的温性，给孩子适量吃一点羊肉，只要不过量，孩子就不容易“热气上火”，也能起到进补效果。如果用胡萝卜、腐竹搭配羊肉，整体就会更偏温补，相对来说孩子服用就要慎重一些，应从少量开始尝试。

所以，吃偏寒的蔬菜的大前提是，孩子整体体质比较平和，没有明显虚寒，不会一吃寒凉食物就腹痛不适；吃的时候，也没有受寒的迹象。

除此之外，吃寒凉食物的时候也要注意以下几点：

①	最好搭配偏温的食物一起吃，或用姜蒜等一起炒来吃
②	有热证的时候可以适量吃，家长不好搭配、不懂如何把握量的，可以对证选择相应的食疗方

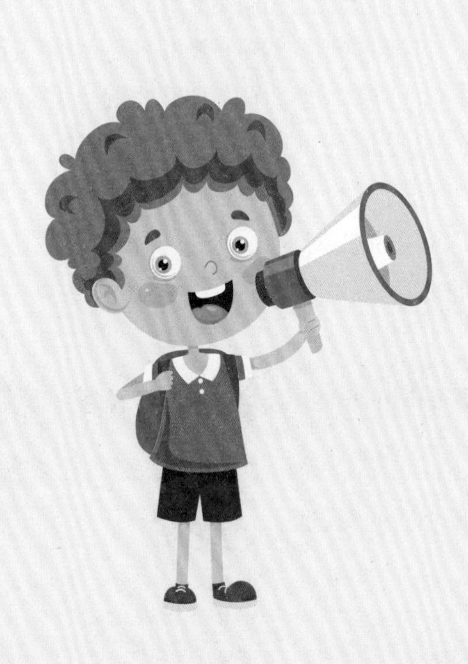

第4章 助消化，没你想象的那么难

总是为孩子免疫力低下、经常生病而发愁的家长，不要再花冤枉钱给孩子盲目选择营养品、补剂了。脾胃是“后天之本”，呵护好孩子的脾胃，其实就掌握了让孩子健康少病的秘诀。

第①节

用好10秒消化判断法，及时发现消化不良

家长问：“孩子平时胃口非常好，完全看不出他吃多、吃撑，甚至有积食，又不可能定期带孩子去医院检查，有没有哪些好方法判断孩子的消化状况？”

很多家长以为，孩子没胃口、不想吃，可能意味着吃撑、有积食，于是急忙找消积食的药。其实，更多情况是，孩子积食初期，也会管不住嘴。等到家长发现孩子食欲下降，或出现其他比较明显的积食表现时，很可能已经化热化湿了。

孩子不懂自我节制，因此节制的重任在家长。这也在提醒家长，我们不能通过孩子吃多吃少来判断孩子的消化状况。至于如何准确判断，可以和我一起学习“10秒消化判断法”。

“10 秒消化判断法”是家长的养娃必修课

我建议所有家长都在每天早餐后或漱完口后（或每天固定时间）花上10秒钟的时间来评估孩子的舌苔、口气、大便、睡眠四方面是否正常，若正常说明给孩子吃得合理，吃进去的东西能消化吸收，反之就有积食了。

观舌苔

观舌苔是重中之重。前面我们也说到，健康的舌苔是淡红舌、薄白苔。有积食的舌苔往往白厚，如果积久化热，还会发黄。

让孩子伸舌头的时候，记得告诉孩子：嘴巴尽量张大，舌头自然微微伸出，不要用力伸前紧绷，以避免误判。有个家长总是自认为孩子热气上火，原因就是孩子总是用力把舌头往前伸很久，那样舌尖当然会充血发红。

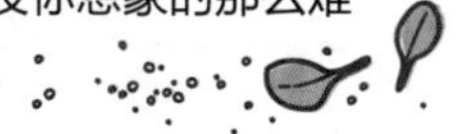

闻口气

孩子有口气异味，证明肚子里有未能及时消化、发酵发酸的食物，消化肯定是有问题的。有的孩子刷牙前有口气异味，刷牙后没有，这是微生物在口腔发酵的原因，并非积食导致。有的孩子夜晚睡觉有口气异味，早上睡醒没有，这种情况应注意晚餐尽量清淡，睡前1小时不要进食，睡前清洁口腔。

看大便

观察大便的时间、次数、性状及气味四方面，大便这四方面中有一方面出现改变，都提示孩子可能消化不好，家长应及时消食导滞。

注意，以母乳/配方奶为主食的小宝宝，大便呈糊状是正常的。此外，如果长期便秘，舌苔又没问题，很可能是气虚比较严重，而并非单纯由积食导致的。长期溏稀的孩子，舌质淡，也未必是积食，很可能是脾虚湿困，要对证健脾渗湿。

查睡眠

孩子睡眠动静大、睡不安稳、喜欢趴着睡或用枕头压着肚子，都可能是消化不好的表现，要结合舌苔等状况一起判断。不过，有的孩子没有积食，但睡眠环境不好，或最近情志呵护不当，也会有睡眠问题，家长要注意甄别，及时改善孩子睡眠质量。

如果家长发现孩子有其中1～2项明显不正常，尤其是舌苔厚，就可以判断孩子有积食了，这时就要控制饮食、合理消食导滞。

第❷节

经典助消化食疗方三星汤该怎么用?

家长问：“孩子年龄小，不想给他吃消积药，但一不注意饮食孩子就会有积食，有没有适合婴幼儿宝宝的消食方法？”

有一个全年龄宝宝适用的消食导滞食疗方，药效温和，很适合宝宝稚嫩的脾胃，家长烹煮起来也简单、好上手。这个食疗方是根据我临床 30 多年的经验用药，帮助无数家长、孩子渡过“积食”难关，它就是三星汤（或新三星汤）。

三星汤

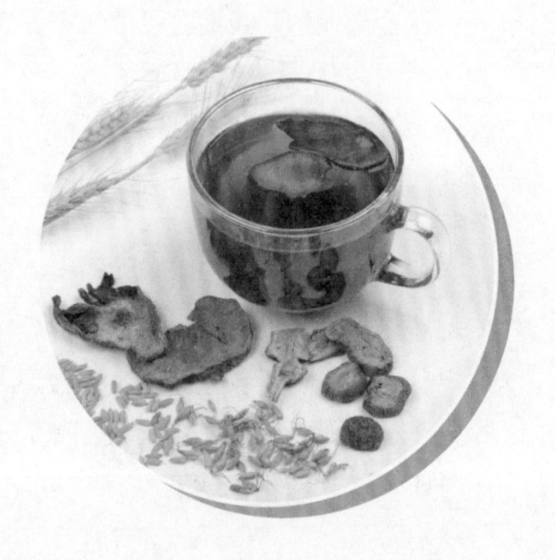

材料：谷芽 10g，麦芽 10g，山楂 3 ~ 5g。

做法：所有材料下锅，加约 1.5 碗水，大火烧开后转小火煲至半碗水左右。

用法：1 岁以上孩子，1.5 碗水煎至大半碗，配合素食服用；1 岁以内孩子，1.5 碗水煎成小半碗，喝时奶要冲稀，暂停辅食。消化不好时，可连服 3 天；日常保健时，可 1 周服用 1 ~ 2 次预防积食。

功效：消食导滞，健胃消积。

适用年龄：药效温和，普遍适用。蚕豆病患者可服。

可能会有家长担心“是药三分毒”，给孩子尤其是小宝宝长期喝三星汤，会不会对身体不好?

首先，三星汤是专为儿童定制的消积儿童食疗方，药效很温和，材料用量、配伍皆有考究。只要孩子不是天天喝、不对证地喝，是不会对身体健康有影响的。

如果对三星汤仍有顾虑，其实不妨这样做：巧妙利用食物的偏性和功效，对三星汤做出小小的“微调”，以达到药食同源、安全有效的食疗效果。

换一味，就是新三星汤？

新三星汤

材料：麦芽 10g，莱菔子 10g，山楂 3 ~ 5g。

做法：所有材料下锅，加约 1.5 碗水，大火烧开后转小火煲至半碗水左右。

用法：1 岁以上，1.5 碗水煎至大半碗，配合素食服用；1 岁以内，1.5 碗水煎成小半碗，喝时奶要冲稀，暂停辅食。消化不好时，可连服 3 天；日常保健时，可 1 周服用 1 ~ 2 次预防积食。

功效：消食导滞，健胃消积。

适用年龄：药效温和，普遍适用。蚕豆病患者可服。

麦芽：

性味，甘平，可以行气消食、健脾开胃，主治孩子食积不消、脘腹胀痛、脾虚食少。

莱菔子：

指萝卜干燥成熟的种子，味辛、甘，性平，具有消食除胀、降气化痰的功效。

山楂：

酸甘、微温，能够消食健胃、活血化瘀。

这 3 种食药材，是国家卫健委认证批准的、属于“药食同源”的食药材。药效十分温和，既可以作为食品经常吃，也可以作为各种消食导滞中成药的原料，小宝宝也能放心服用。

三星汤 or 新三星汤，如何替孩子选？

①孩子有积食，兼大便稀烂、腹泻严重（1天大便超过5次），应选三星汤。

②孩子积食、便秘，选新三星汤效果更好，因为莱菔子有滑肠功能。

③带孩子外出、旅游，孩子积食，可用新三星汤成品“许尤佳麦芽山楂固体饮料”。

无论是三星汤还是新三星汤，都是比较温和的，不过，也正因为它们温和、全年龄适用，所以它的消积效果相对来说也不会特别强烈。因此，它更适合处理不那么严重的积食。我建议家长将三星汤和“许氏10秒消化判断法”结合着用，以呵护孩子的脾胃。

家长每天选择一个固定时间，花10秒钟时间观察孩子的舌苔、口气、大便、睡眠，最好选择早餐后或漱完口后观察，一旦发现孩子有积食的表现，应立即给孩子吃素食并配合使用三星汤或新三星汤。通常连用3天左右，孩子这种初期就被发现的积食就能大大缓解、改善。

之前就和我一起学习消化课的家长，一定很熟悉这道消积食疗方，在给孩子服用的时候，也常常咨询我服用三星汤相关的问题。在这里列出家长们的热门疑问，希望能帮到你更好了解三星汤（新三星汤），使用的时候也不怕失误“踩雷”。

三星汤（新三星汤）热门疑问：

家长问：1岁以下、胃口不好的孩子能喝三星汤或新三星汤吗？

答：首先家长需要确定，孩子胃口不好的原因是积食还是其他。1岁以下的小宝宝肠胃更为敏感，需要家长判断：

是否因为天气变化导致胃口不佳？反思孩子的胃口不好是否属于季节性的。

是否情绪波动、受惊导致不思饮食？反思最近有无常带孩子外出、见客人。

是否喂养过量，孩子脾胃受损，导致身体通过降低食欲自我修复？反思奶量、辅食是否过量。

如有上述情况，可以把奶冲稀一些，减少辅食种类和量，看看孩子是否有好转。1岁以内的小宝宝，确定有乳食、辅食积滞的，可以服用三星汤或新三星

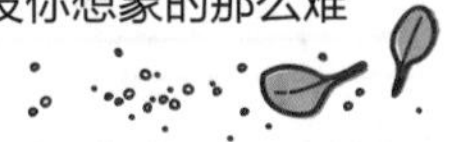

汤。如果小宝宝将积未积，但饮食确实过量，也可以喝三星汤或新三星汤，但这种做法只能帮助短时间内促进消化，更重要的是掌握正确喂养的方法。

家长问：可以用不粘锅 / 铁锅给孩子煮三星汤或新三星汤吗?

答：煲三星汤的容器没有限制。三星汤或新三星汤不需要长时间煲煮析出，用不粘锅、铁锅都可以，电动养生壶也可以，而且更方便。还有的家长问能不能隔水蒸，这个是没有必要的。

家长问：给孩子喂三星汤或新三星汤，怕药味太浓，可以冲奶粉、兑调饮料服用吗?

答：不可以，这些做法都会影响药效。如果汤方味道太酸，孩子接受不了，可以加入适量黄糖调味。通常来说，建议在餐后、喝奶后超过半小时服用。

家长问：孩子对谷芽或麦芽过敏，还能喝三星汤或新三星汤吗?

答：可以的，只要替换掉其中致敏的中药材就行。比如，孩子对麦芽过敏，可以用5g炒鸡内金替换。

家长问：三星汤或新三星汤太酸 / 味道不好，孩子不愿意喝怎么办?

答：在三星汤或新三星汤中加黄糖调味，或把山楂换成炒山楂，都可以中和三星汤或新三星汤的酸味。家长甚至可以把谷芽、麦芽、山楂都换成炒制的，炒过的中药材更偏温性，味道也不会太酸，孩子更易接受。

家长问：孩子便秘，可以喝三星汤或新三星汤调理吗?

答：孩子便秘的原因有很多，家长不能针对某一个症状去判断是否适合用三星汤或新三星汤，而要先判断引起该症状的根本病因。如果孩子便秘的原因是积食，那么喝三星汤或新三星汤调理是会有改善的。

其中，孩子积食引起便秘，比起服用三星汤，更建议服用新三星汤。莱菔子就是萝卜干燥成熟的种子，味辛、甘，性平，具有消食除胀、降气化痰的功效，而且它属于仁类，本身就具有滑肠的功效，能协助身体快速排出积滞的“废料垃圾”，故孩子积食兼有大便变干的话，用新三星汤更合适。

第3节 “保”系消食导滞药怎么用?

家长问：“孩子积食比较严重，去看医生，医生开了保济口服液，但保济口服液不是感冒药吗？也能用来消积食吗？”

保济口服液确实能用来调治积食，但不像一些家长所想，想用就用，孩子一积食就用。甚至，很多家长分不清“保”系列药品的差别，比如保济口服液、保和口服液等，还没弄懂这两者到底有什么区别，就乱用一气。有的家长留言说“孩子一吃多，立刻用保济、保和江湖救急，不是很简单吗？”

这种说法是错的，学习如何正确使用消食导滞药，要从了解它们的功效开始。

我们先看看保济、保和系列药品的主要成分。

保济口服液（丸）

材料：苍术、橘红、白芷、厚朴、菊花、白蒺藜、薄荷、茯苓、薏苡仁、神曲、稻芽、木香、葛根、天花粉、钩藤、藿香等。

功效：消食导滞，和中解表，行气祛湿。

保和口服液（丸）：

材料：半夏、陈皮、茯苓、莱菔子、连翘、神曲、麦芽、山楂等。

功效：消食导滞，行气健胃，清凉解表。

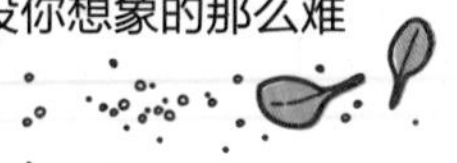

保济口服液（丸）：感冒初期，有湿、有积食服用

保济口服液（丸），是将小儿七星茶、小柴胡和三星汤的成分三者合一，功效也兼而有之，既能消食导滞，还可以利水化湿，和解外感夹滞，寒温并用。

不过，因为是3种药方糅合在一起形成的药剂，因此这3种功效的力度都比较弱。适合孩子积食、感冒不严重的时候，或病症初期的时候服用。

常有家长问："给孩子用三星汤消食导滞，怎么感觉效果不大？"如果已经按要求配合素食服用了三星汤还是没效果，家长就要考虑孩子体内是否湿气过重。比如，除了舌苔厚，口气异味大，大便、睡眠受影响之外，孩子还有湿气重的表现：舌体偏胖、边缘有齿痕，舌苔水滑厚腻，甚至厚厚一层铺满舌面；大便溏稀，容易粘厕所。这种时候，比起三星汤，更建议孩子服用保济口服液，消食导滞兼祛湿。

我建议带孩子远游、回老家的家长，包里备着保济口服液（丸），以免孩子水土不服。需要注意的是：这并不是让家长一发现孩子吃多了，就马上服用保济口服液（丸），这只是我们出门在外时在难以顾及孩子脾胃消化时的更安全、温和的方法，其实还可以随身携带新三星汤产品"麦芽山楂固体饮料"。

使用保济口服液（丸）的三种情况：

①	湿气重、有积食时服用
②	感冒初期 + 稍有积食时服用
③	出门在外，孩子积食时，应急消食导滞用

如果孩子伤风受凉的症状明显，已经出现口淡、恶心、呕吐、怕冷、鼻塞、流清鼻涕、有泡沫痰等症状，保济口服液（丸）治疗感冒的力度就不够

了，建议家长给孩子选用藿香正气口服液（低酒精含量的）解表散寒。

保和口服液（丸）：有积滞、内热时服用

保和口服液（丸）的处方和功效，与三星汤类似，都具有消食导滞的功效，同时还能清凉解表。保和口服液（丸）消食导滞的功效比保济口服液（丸）要强，尤其适合食积停滞的孩子。

有家长带孩子外出聚餐吃多了，立即服用保和口服液（丸）助消化，却发现效果不太明显，孩子几天后还是积食了。这不是保和口服液（丸）消食导滞的能力不够强，其实是药用错了方法，没有完全对证治疗。

保和口服液（丸）的主要功效是处理已经产生的积滞。对于刚吃撑的孩子，它健运脾胃、助消化的力度是不大的。如果孩子已经积食几天，食物在肚子里酝酿发酵，已经产生了一些内热，服用保和口服液（丸）就能有不错的效果。

使用保和口服液（丸）的情况：积滞久、积热时服用。

“保”系列药物热门疑问：

家长问：1 岁以内的婴幼儿，可以服用保济、保和系列药物吗？

答：保济、保和系列药物虽是中成药，但过量服用对孩子的身体是有损害的。1岁以内的宝宝，不建议家长自行给孩子服用保济、保和系列药物，须在医生的指导下，对证酌减药量服用。1岁以上的孩子，可以按照以下剂量服用：

1 ~ 3 岁孩子	每次半支（5mL）或半包，1 天 2 ~ 3 次
3 岁以上孩子	每次半支（5mL）或半包，也可 1 支（10mL）或 1 包，1 天 2 ~ 3 次

积食时，可以连用1 ~ 3天；保健时，每周1天。用药时虽然不强制吃素食，但也要控制饮食。

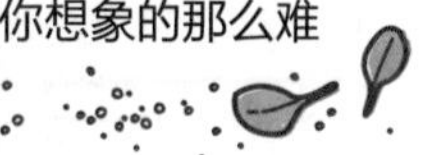

家长问：保济、保和系列药物给孩子服用时，选口服液还是丸剂？

答：与保济丸、保和丸相比，保济口服液、保和口服液、保和丸（水丸）具有容易吞咽的特点，更适合作为促进孩子消化的药物。

滥用“保”系列中成药，警惕孩子中成药错用、滥用

“有事没事喝凉茶，疑似上火板蓝根。”你听过这样的说法吗？儿童常见错误用药排行榜中，中成药一定是排首位的。常见的误区，就是家长把中成药当成万金油、保健品，天天用，月月用，想起来就用。中医其实是极力反对的。

中医学一向认为，不对证地服用中成药，不仅没用，有时还会把孩子的病情、体质给“治”得更复杂。虽说中成药较为温和，但“是药三分毒”。消化系统的问题，能自己解决的，最好自己解决，不要长期借助药物。

我曾遇到过对保济口服液过度依赖的孩子，每次积食、过饱都用保济口服液解决。这让孩子的脾胃变得非常虚弱，稍微多吃一点就会积食，哪怕吃的是素食。出现这种情况，是因为孩子的消化系统长期处于积食损耗、药物补救的状态，根本没有机会锻炼消化能力。

而且，长期吃行气消导的中成药，其实会一定程度地损耗正气，也不利于孩子的成长发育。所以，确实有积滞情况的孩子，可以对证吃保济、保和系列药物，往往服用3天就足够了。在此期间，如果观察到消化功能有改善，就可以停药，通过清淡饮食、科学喂养，逐渐让脾胃恢复健运。

第4节

从山楂到大山楂丸，吃肉吃撑的孩子就靠它

家长问：“孩子很喜欢吃大山楂丸，这个丸子多久能给孩子吃一次？可以时不时吃一次预防积食吗？”

在药店，经常会撞见妈妈们购买大山楂丸。她们说：

“孩子不愿喝中药汤方，莱菔子煲水也不肯喝，唯独对山楂情有独钟。”

“那种黑黑的、像蜜丸似的大山楂丸，小孩把它当糖果零食吃。”

“大山楂丸到底是药还是食物呢？用果丹皮、山楂糕代替可以吗？”

“常吃山楂制品，为什么孩子还是动不动就积食？难道大山楂丸的力度不够？”

…………

有同样疑问的家长，不妨先看看，下面这几个问题，你能答上来吗？

除了山楂，大山楂丸的主要成分还包括什么？

大山楂丸主要适合治疗什么原因引起的积食？

不同年龄段的孩子该如何服用大山楂丸？

可以给孩子时不时吃大山楂丸保健、防积食吗？

答不出来的家长，很可能你之前给孩子吃大山楂丸的方法，就是错的。大山楂丸真正对证的服用方法是什么呢？

大山楂丸不是小零食！

大山楂丸最开始源于老北京民间消食经验方，起源已经不可考，其做法倒是可以给家长们参考一下：选取山楂（量多）、炒麦芽、炒神曲，比例约为10：1：1，研磨成粉待用；将蔗糖、蜂蜜混合，小火煨熟成糖液；最后将磨好的药粉与糖液混合揉匀成大山楂丸，干燥储存。

其中，山楂、炒麦芽、炒神曲都是具有消食导滞功效的中药材，神曲消积的功效，甚至比上一节介绍的（新）三星汤中的谷芽、麦芽、山楂、莱菔子更猛烈一些。因此，它和超市里卖的山楂条、果丹皮绝不是同一种东西。

那大山楂丸主要的功效是什么呢?

山楂是大山楂丸中的绝对主角。

山楂
性味：性微温，味酸、甘。
归经：归脾、胃、肝经。
功效：消食健脾，行气散瘀。

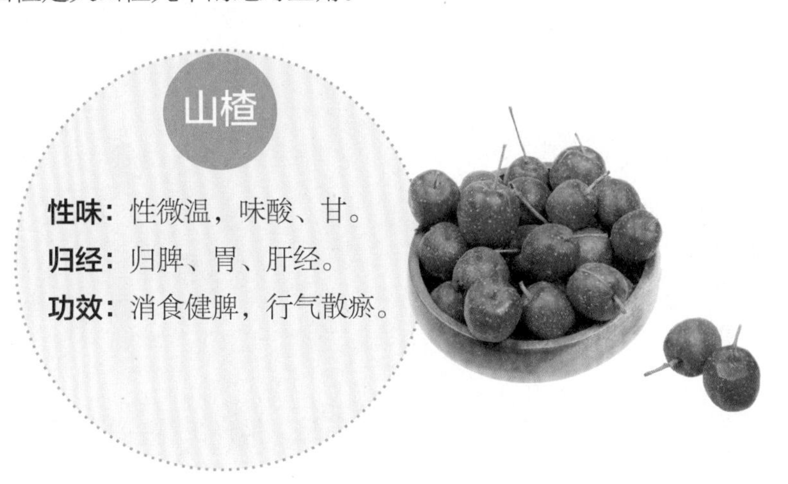

《本草纲目》对山楂功效有十分精准的判断："化饮食，消肉积。"孩子吃多了肥腻的食物，尤其是肉食，用10g山楂泡水喝，就能缓解不适。或者赶紧吃颗大山楂丸，马上就能舒服很多。药丸中的山楂，能像龙卷风一样，"卷"走一切停留在胃部的滋腻废料。

但大山楂丸也有它力所不能及之处。我们常说脾胃积滞，其实脾积和胃积是不同的，要分开来说。

脾积：孩子脾胃虚，常积食，有时吃少也积，胃里积滞的食物比较少，"废料垃圾"更多在脾。

胃积：平时消化不错，但如果吃撑吃胀了，这些食物大多就积滞在胃部，形成胃积。

大山楂丸可以带动孩子的胃，及时清理胃积；但对于孩子脾虚、长期积食、长期腹胀，效果不大。长期积食化热的孩子，可以选择保和口服液（丸）消脾积。

还有一个家长常常搞混的观念是：大山楂丸约等于糖葫芦，都是山楂。这可能是因为大山楂丸的味道酸酸甜甜，孩子比较能接受，吃起来像零食。但“是药三分毒”，尤其是大山楂丸这种并不算温和的消食导滞药，绝对不能没事就给孩子吃，更不能孩子伸手要就给。

我见过一些吃大山楂丸上瘾的孩子，他们会有这样的表现：

①	面色不好
②	长期消食，泻了阳气
③	积食、便秘越来越严重
④	阳气不足，脾胃无力运化
⑤	胃溃疡——山楂过酸，过度消削，导致胃部疾病

要知道，胃部消化的主力军——胃蛋白酶，只有在胃部环境酸度适宜的情况下才会被激活，帮助孩子消化食物。而长期、过量服用大山楂丸，胃中酸度会过酸，胃蛋白酶发挥不了作用，只会让孩子消化能力越来越差。

如何正确给孩子吃大山楂丸？

大山楂丸参考用量如下：

1岁以下的孩子	在医生指导下使用
1～3岁的孩子	1天1/3粒，1天1次
3岁以上的孩子	1天半粒，1天1次

吃大山楂丸不必像三星汤那样连服1～3天。孩子吃撑，当天就可以吃大山楂丸。第二天如果腹胀的情况有所缓解，就不需要继续服用了。

再次提醒各位家长：大山楂丸的消积力度比三星汤强很多，孩子在积食情况不严重、不属于甘肥厚腻之滞时，不建议服用大山楂丸预防积食。此外，脾虚明显、胃部有疾病的孩子，也不建议服用大山楂丸。而像果丹皮、山楂糕这类含糖量高、加了很多食品添加剂的小零食，顶多能解解馋、开开胃，不应作为大山楂丸的替代品。

综合以上内容进行总结，大山楂丸适用于：孩子素来消化不错，突然暴食甘肥厚腻的肉类后吃撑、胀气、中焦不适比较明显时，可以应急服用，但不宜长期服用。

有很多人不懂孩子为什么偏偏喜欢吃肥腻的东西，比如吃肥肉吃得欢，但吃完了又容易积食。我问过很多孩子后得到的答案是：肥肉不会塞牙，不用怎么嚼，又很香。

所以，为了让孩子少吃滋腻的肥肉，家长在烹煮食物的时候，必须考虑到易食这一点。很多孩子不爱吃青菜，是因为乳牙没法很轻松地将青菜的纤维咬碎，嚼起来费劲，还常常卡在喉咙里。

还有孩子不爱吃瘦肉，是因为瘦肉偏硬、容易塞牙。因此，把青菜切碎、选择粗纤维没那么多的蔬菜、选择肉质软嫩的肉类，可以解决这类问题。不要觉得孩子挑食是故意不听话，而要从孩子的角度换位思考。

第5节

积食影响情绪和睡眠，快上小儿七星茶

家长问：“孩子经常热气上火、口腔溃疡、口气异味大，早上起床眼屎多，这种情况可以给孩子喝小儿七星茶吗？”

“孩子大便干、小便黄，喝小儿七星茶；口腔上火、睡不香，喝小儿七星茶；儿童上火，就用小儿七星茶！”

上面这段话，相信广东的很多家长都不陌生。受此影响，广东的很多家长都会在家里常备一两盒小儿七星茶，孩子积食、便秘、发热都会喝一包。不仅如此，小儿七星茶中有一个“茶”字，因此很多家长平时也会给孩子喝一点，当作日常保健。

但这其实是不对的。小儿七星茶，是药不是茶，用不对小儿七星茶，反而会损耗孩子的阳气，加重脾虚。小儿七星茶的正确服用方法是什么呢？

什么是小儿七星茶？有什么功效？

小儿七星茶是由七味药材组成的，故取名“七星茶”，是民间沿用了数百年的中药古方之一。

《中华人民共和国药典（2015年版）》中写道：1000g的小儿七星茶颗粒，是由893g薏苡仁、893g稻芽、446g山楂、670g淡竹叶 、335g钩藤、112g蝉蜕、112g甘草制成的。

小儿七星茶具有消食、清热的功效，且清热的功效要大于消食的功效，所以，家长切勿再把小儿七星茶当成能包治百病的保健饮品。

什么时候可以给孩子喝小儿七星茶呢？

孩子只是有些“热气”的表现或征兆，如大便干硬等，我都不建议用小儿七星茶。真正对证小儿七星茶的情况，是孩子积食并入里化热，出现心肝火旺的时候。

积热最明显的表现为：舌红苔黄，口干口臭，大便干，小便量少色黄，脾气烦躁，爱哭闹，睡不香。

尤其是积食已经影响到孩子的脾气，晚上睡眠不好时，就是积热连带着心火、肝火过盛的典型表现，这种情况下服用小儿七星茶是比较对证的。

如果孩子除了以上症状，还有手脚心热，头部、后背、腹部发热，尤其是肚子温度高于其他部位，在没有外感症状的情况下突然高热，体温一般在 38～39℃，就可以选择服用小儿七星茶给孩子清热兼消食导滞，必要时还要对证配合其他清热消导的中成药一起使用。

小儿七星茶用法：

最佳服用年龄	1 ～ 6 岁服用效果佳
1 ～ 3 岁宝宝	1 次半包；每天 2 ～ 3 次，最多连续服用 3 天
3 岁以上的孩子	1 次 1 包；每天 2 ～ 3 次，最多连续服用 3 天

但是，如果孩子只是积食，并没有热象，就不适合服用小儿七星茶，更适合服用三星汤或新三星汤。

小儿七星茶虽然可以消食导滞，但还有清热下火的功效。儿为虚寒，如果长期饮用小儿七星茶，就容易损伤孩子的脾胃和正气根本。因此，家长千万不能将小儿七星茶当作凉茶或保健饮料给孩子长期服用。

不仅是小儿七星茶，日常生活中的食疗方、中药汤方、中成药、保健品、处方药等错用、误用、过量用，或多或少都会对孩子的身体造成损伤。因此，正确合理地认识其对证的功效，因病施“治”，对证用药，对孩子来说才是最好的。

第6节

揉揉孩子的小手指、小肚子，也能助消化

家长问：“孩子年龄小，有很多消积食的食疗方、中成药不能用，除了喝三星汤、新三星汤，控制饮食之外，还有哪些帮助孩子消化的方法？”

很多家长都对小儿推拿有所耳闻，这是一门在中医基础理论的指导下，根据小儿的生理病理特点，运用一定的手法，作用于小儿一定部位和穴位的中医外治疗法。

近几年，小儿推拿日渐盛行，受到不少家长的青睐。由于需求增大，小儿推拿市场也就应运而生，迅速壮大。很多家长很好奇：“小儿推拿真的有效吗？究竟对宝宝有没有副作用？什么时候、什么情况下可以做小儿推拿？”

学习如何用小儿推拿助消化之前，有必要先了解小儿推拿的适用范围。通过不同的手法，它能对证辅助调理以下小儿常见病。

①	消化系统疾病：包括腹泻、呕吐、疳证、便秘、厌食、消化不良、腹痛等
②	呼吸系统疾病：包括感冒、鼻炎、鼾症、反复呼吸道感染等
③	其他儿科常见病：包括夜啼、盗汗、遗尿、肌性斜颈、抽动障碍、婴幼儿湿疹、生长发育迟缓等

需要注意的是，在做小儿推拿的同时，不要忽略了孩子生病时的合理用药，以及衣、食、住、行、情志的呵护。小儿推拿确实有保健、调理的功效，尤其对6岁以下的孩子效果更明显，但是，也不应过度夸大小儿推拿的功效。

偶有家长过于依赖小儿推拿，耽误孩子治病，如果孩子得了急病、重

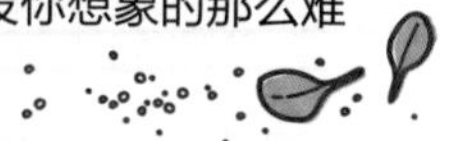

病，这种时候还完全指望做几次小儿推拿来治病，就会耽搁最佳治疗时间。这种情况下，小儿推拿只能在医疗之余起到帮助减缓病症的辅助作用，不是治病的首选。

当孩子患慢性病或自愈性小儿常见病时，由于病情发展慢、症状轻，此时正确地做小儿推拿，是有疗效的，但同时也需要对证治疗。

此外，我更推荐家长亲自给宝宝做小儿推拿。有家长担心自己手法不对，力道不够，效果不好，但其实没有比家长更了解自己孩子的人了，这份了解，连职业医生也比不了。家长可以多向正规医院的专业中医医生咨询，多向权威机构学习，掌握了要领，再来亲自给宝宝推拿。

给孩子做小儿推拿助消化时，有哪些手法呢？

助消化小儿推拿手法

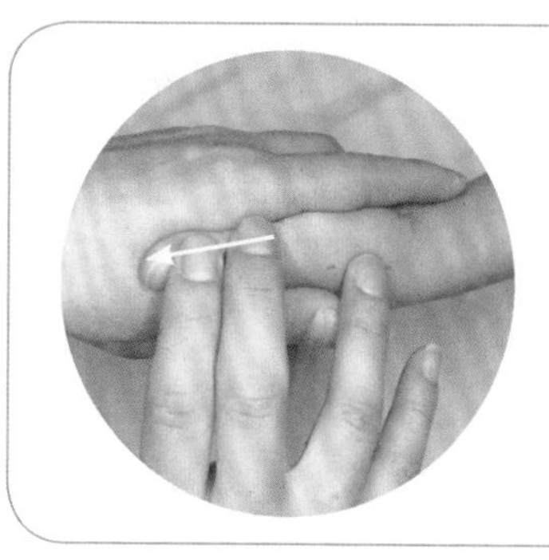

清脾经： 100 ~ 200 次

位置： 位于拇指桡侧缘，或在拇指螺纹面。

操作： 循拇指桡侧缘，由指根向指尖方向直推。

功效： 助运消化。

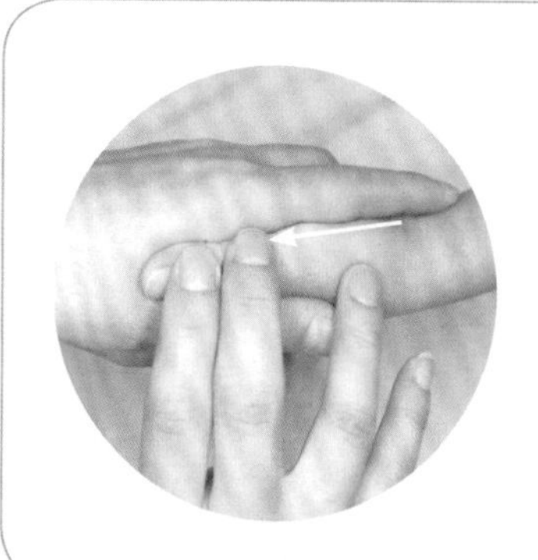

清胃经： 50 ~ 100 次

位置： 从大鱼际桡侧边白肉际掌根至拇指根部。

操作： 用食、中二指螺纹面或拇指螺纹面，从掌根推至拇指根部。

功效： 清中焦之湿热，和胃降逆。

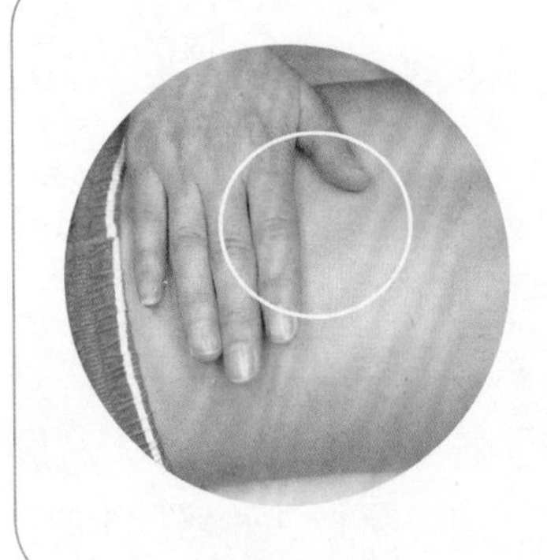

摩腹：顺时针 3 分钟，逆时针 1 分钟

位置：腹周大腹部。

操作：用手掌摩腹，掌心微微带动腹部皮肉。

功效：调节五脏六腑，促进消化吸收，调节二便。

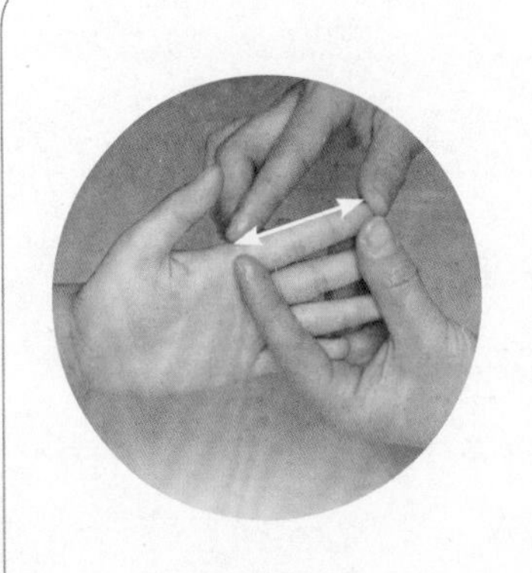

平补平泻大肠经：1 岁以下 100 次，1 ~ 2 岁 200 次，2 岁及以上 300 ~ 500 次

位置：在食指桡侧面，自指尖向虎口连成的一条直线上。

操作：用食、中二指螺纹面或拇指螺纹面，在食指桡侧面来回推。

功效：清大肠湿热。

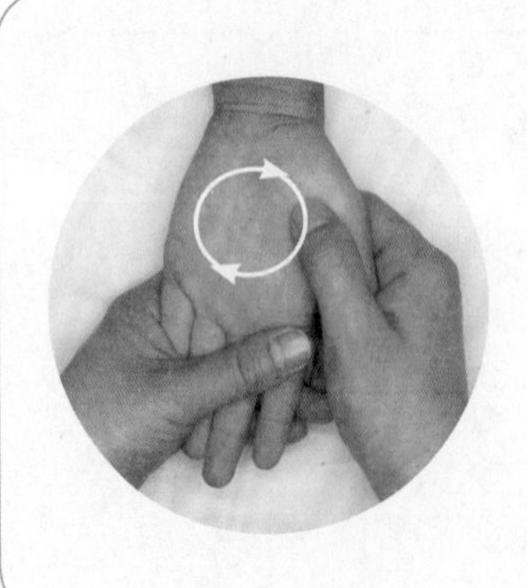

顺运内八卦：50 ~ 100 次

位置：在手掌面。

操作：以手掌心为圆心，从圆心至中指根横纹，以里面2/3和外面1/3的交接处作为半径来围绕着整个手掌心做顺时针圆按摩。

功效：宽胸膈，和五脏，理气化痰，行滞消食。

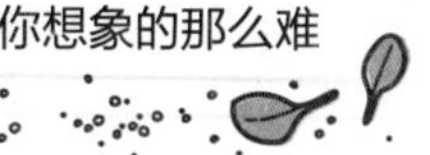

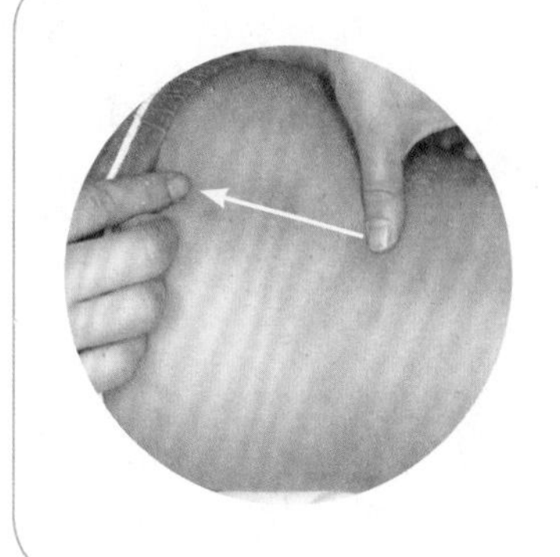

推下七节骨：100 ~ 200 次

位置：第四腰椎至长强连成的一条直线上。

操作：用拇指桡侧面或食、中二指的指面，自上而下直推。

功效：泻热通便。

当孩子有积食时，就可以每天做一套助消化小儿推拿。有的孩子刚开始可能不适应，家长可以选择一些手部动作，推拿的时间也可以稍短一些；等孩子逐渐适应了，再增加小儿推拿的手法和时间。

孩子年龄越小，小儿推拿调理的效果也相对更明显。

对大一些的孩子来说，在小儿推拿时与其沟通、交谈，无形中也增加了大人陪伴孩子的时间，可起到增进亲子关系、呵护孩子情志的“心灵疗效”。

小贴士

做小儿推拿时，须注意以下几点：

①在宝宝相对安静、不累、不饿、精神较好的状态下进行，如喂奶前30～60分钟、喂奶后90分钟、沐浴后、午睡前等。

②推拿时间先控制在每次5分钟，宝宝适应后可逐渐增加到15分钟，每天2～3次。

③推拿力度要轻柔，营造愉悦温馨的氛围。家长要保持心情舒畅，充满爱意地看着宝宝，温柔低语，可播放柔和的音乐。

④如果宝宝用力反抗，哭个不停，那么最好停止推拿，安抚宝宝，隔段时间再尝试。

第7节

反复积食难好，要按这个方案长期调理脾胃

家长问：“教授好，孩子是过敏体质，而且脾胃非常虚弱，总是积食，几乎找不到健脾的时机。您总说，‘只消积，不健脾，孩子的脾胃不会有大转变’，可健脾要在积食消了之后才进行，这该怎么办才好？”

我的顾护脾胃三步法中，科学喂养是保证孩子生长发育正常、避免积食的基本方法，其中消食导滞是第一步，是孩子出现积食时的应急措施，也是第三步“健脾和胃”的大前提。一般情况下，孩子只有在消化好、无病痛（如外感、炎症、“热气上火”等热证）时，才能用一些健脾胃的食疗方，改善孩子脾胃气虚、脾胃虚寒的情况，此部分知识将在本书的第7章系统学习。

如果孩子反复积食，几乎找不到健脾时机，那么如何让脾胃消化功能更上一层楼呢？可以考虑攻补兼施，这就是呵护脾胃三步法的第二步。

什么是攻补兼施?

攻补兼施其实是一种扶正与祛邪并用的治疗方法，有些家长知道后很感兴趣，因为扶正与祛邪一起用不就节省时间了吗？但其实并没有这么简单，攻补兼施常用于孩子虚实夹杂的情况。

“攻”在其中，可理解为祛除身体中邪气、保护正气、恢复健康的一种治疗手段。而“补”，则是当人身体虚弱，正气不足时，遇上外邪实证，很容易出现敌我双方胶着对抗，无法很快抵御外邪的情况，即使孩子已经进行消食导滞+素食3天，但还有积食的表现。这个时候就需要扶助正气，等正气健旺了，再通过“加强版”的正气驱逐外邪。

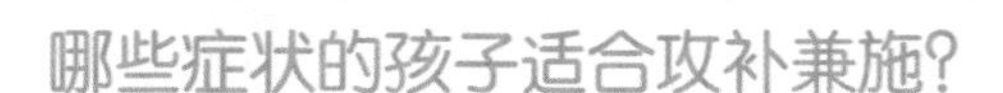

哪些症状的孩子适合攻补兼施?

攻补兼施适合一些虚实夹杂、本虚标实的孩子，这些孩子都有什么症状呢?

反复积食，控制饮食仍然积食

对于积食问题，我跟家长反复强调，要先控饮食、助消化，等孩子消化好了再健脾。但是有的家长会碰到这样的问题：为什么明明都控制饮食了，也改吃素食了，甚至还喝了三星汤，可孩子还是积食?

这是因为，孩子本身太虚弱了，有明显的本虚标实情况，这时候就要扶正、祛邪一把抓，因为单靠孩子本身的正气抵抗病邪是不够的。

有慢性病，如慢性鼻炎、反复湿疹、哮喘

孩子稚阴稚阳，形气未充，身体的阳气比较稚嫩，所以在用攻法或者是一些寒凉的西药时，孩子的阳气就比较容易受损。外面天气稍微一变，孩子就容易生病，此时孩子体内的正气是不足的，不能把邪气驱赶出身体，所以，孩子身体里面就是一个虚实夹杂的情况。这时，体内的正气、邪气都是虚的，没有哪一方更占优势，可一旦遇到外界因素的触动，或者消耗了一些正气，那么邪气就相对强了，就会使身体反复发病。

比如，患慢性咳嗽、慢性鼻炎、过敏性鼻炎、湿疹、哮喘的孩子，都是本虚标实的，在调理的时候，最好攻补兼施。

如何给孩子攻补兼施助消化?

想要调理反复积食、容易感冒、长期患慢性病、过敏性疾病易发作的孩子的积食问题，最好选择攻补兼施的方法。但很多情况下，攻补兼施的方法比较专业，并不是随便找一个消积的食疗方，加上健脾补益的食疗方，一起给孩子喝，就能达到攻补兼施的效果。此外，孩子的身体比较敏感，将攻伐过猛、补益太过的食疗方一起服用，孩子有可能吃不消。

此时可以考虑这两道适合孩子、温和的攻补兼施方：

三星汤＋白术佛手汤

材料：谷芽 10g，麦芽 10g，山楂 3 ~ 5g，白术 10g，佛手 6g，土茯苓 15g，陈皮 2g，猪瘦肉 50g（调味用，积食严重者不建议放）。
做法：所有材料下锅，加 2 碗水煲至半碗水即可。视情况连服 3 天。
功效：健脾消积，有攻补兼施的功效。适合脾胃虚弱、反复积食的孩子。
适用年龄：3 岁以上孩子，对证、少量多次分服。蚕豆病患者可服。

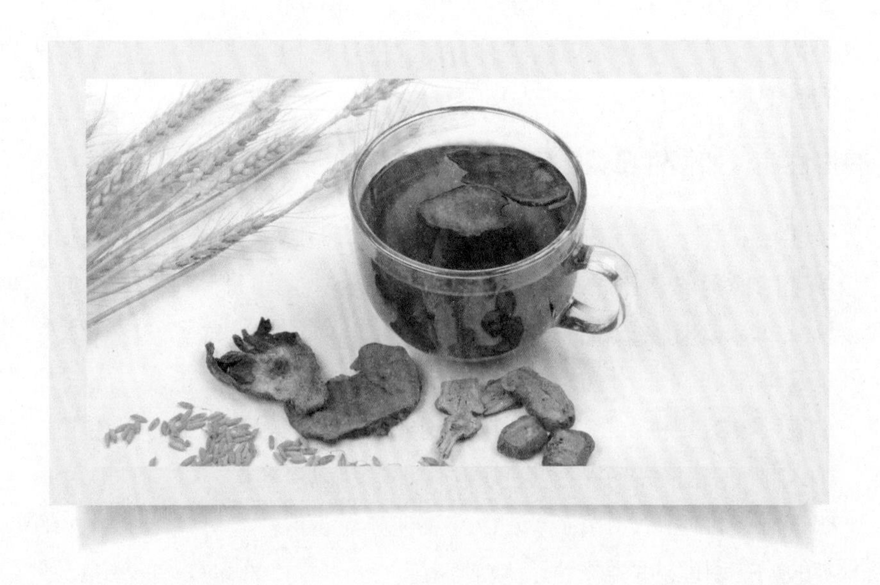

这个汤方中，将助消化的三星汤搭配经典健脾方白术佛手汤，一起煲给孩子喝，可以在消食导滞的同时健脾补气。需要攻补兼施的孩子，脾胃功能都是比较差的，稍不注意就会积食。因此，在攻补兼施的2～3天内，孩子最好吃素食、忌口。

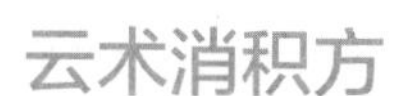

云术消积方

材料：白术 10g，鸡内金 5g，云苓 10g，谷芽 10g，猪瘦肉 50g。

做法：所有材料下锅，加约 2 碗水，大火烧开后转小火煮 30 分钟即可。视情况连服 3 天。

功效：消食导滞，健脾养胃，属于攻补兼施的范畴，适用于脾气虚、体质偏寒、常积食的孩子。

适用年龄：3 岁以上孩子，对证、少量多次分服。蚕豆病患者可服。

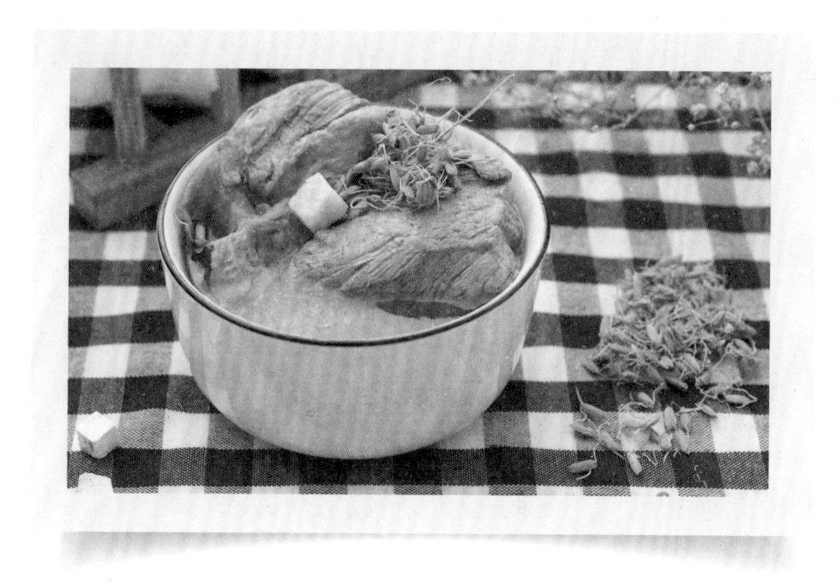

云术消积方中，白术、云苓健脾养胃，能够补脾气；而鸡内金、谷芽则用来消食导滞。四味药合在一起，攻能助消化，补能补脾气，从而达到攻补兼施的效果。

这个食疗方糅合了三星汤和白术佛手汤的内涵，但也因为没有针对性而显得药效相对温和。在助消化方面，其效果不如三星汤，在补脾气方面，其能力不如白术佛手汤。但对于体质虚弱明显、一吃白术佛手汤就虚不受补、“热气上火”的孩子，这个食疗方会更适合。

第8节

医案：孩子积食，为什么有时服用三星汤不管用？

彬彬今年三岁半，由于上呼吸道感染、过敏性疾病频繁发作，使得本该上幼儿园中班的他，前后几乎有大半年的时间没上学，都要在家静养。过敏体质、易感儿，彬彬身上的这些标签，让彬彬的家长无比痛心焦虑，甚至自责没把孩子养好。原本是职场女超人的彬彬妈，甚至辞去工作专心带娃。

彬彬妈说："我下定决心，带彬彬去看医生，抢专家号，自己学习调理知识，翻阅偏方，一定要在孩子上小学前，把他的身体调理好。"

幸运的是，在学习顾护脾胃的相关育儿知识后，彬彬的体质有所好转，生病的次数也变少了。虽然彬彬仍然比较瘦小，但连续2个月没生病，已经破了彬彬6月龄之后的健康记录。

一起来看看彬彬妈是如何育儿的：

"家长要做孩子最好的'家庭医生'。"偶然的机会，我听了许教授的线下讲座，十分赞同这句话。我才是每天面对孩子最多的人，孩子是我的亲骨肉，我才应该是最了解他的人。

自从添加辅食后，孩子的体质就很差，反复湿疹，2岁时还因肺炎住院。病好后，孩子的咳嗽没停过，已经到了稍微跑跳就蹲着咳不起身的地步。再让医生面诊检查，确诊为过敏性咳嗽、腺样体肥大。

正因为那场线下讲座，我见到了许教授本人，并抓住机会向他请教如何调理。许教授看了看孩子的舌苔并作出诊断：脾肺气虚、积食、湿热，孩子根本是虚寒底子。当时我刚接触中医育儿，听到孩子那么多毛病，急得掉眼泪，连忙请教许教授该怎么办。

“孩子还有过敏性咳嗽、腺样体肥大，又该怎么办呀？”

“先把积食消了，健脾扶正，孩子的体质会慢慢恢复的。”许教授回答我：“平时要控制孩子饮食，要忌口，不要吃寒凉的食物，也不要吃得太饱，不要晚上睡觉前吃东西……”

为了更深入地学习，我连忙关注了许尤佳教授的微信公众号，如饥似渴地阅读其中的推文，当晚我就学到了凌晨3点，满脑子都是：要给孩子消积食，要喝三星汤！第二天一早，我就去药店买回了谷芽、麦芽、山楂。

服用三星汤第一天，效果不错，之后却……

孩子喝三星汤的第一天胃口大开，惊喜之余，我觉得是山楂帮孩子开了胃，也助了消化；当晚孩子还排出很多黑色的大便，这应该都是体内的“废料垃圾”。

我也快速上手了“10秒消化判断法”，第二天检查孩子的舌苔，确实有变薄，这让我喜出望外，这证明三星汤有效，孩子确实在好转。我继续给孩子服用三星汤，但之后几天的效果却不如第一天明显。这让我开始自我怀疑：是不是我哪里做错了？

我赶紧查许教授的推文：三星汤效果不明显该怎么办？

又经过一番详细学习，我才知道，原来三星汤只能处理不那么严重的积食，若孩子的积食已经化热化湿，就要改用其他方法。我想到许教授提到的要辩证看待孩子的问题，积食与湿热二者并存时，如果只注重消积，而忽视了祛湿清热，或是只注重祛湿清热而不注重消积，都会导致祛邪不彻底，食积与湿热很快又会反复。

我暗自给自己打气，有积食，就消积，有湿热，那就祛湿热。许教授在推文里建议这样搭配：光是三星汤效果不明显，得再加一味祛湿的木棉花，制成四星汤，湿气比较重的情况，还可以再加上桃苓汤一起服用。

四星汤

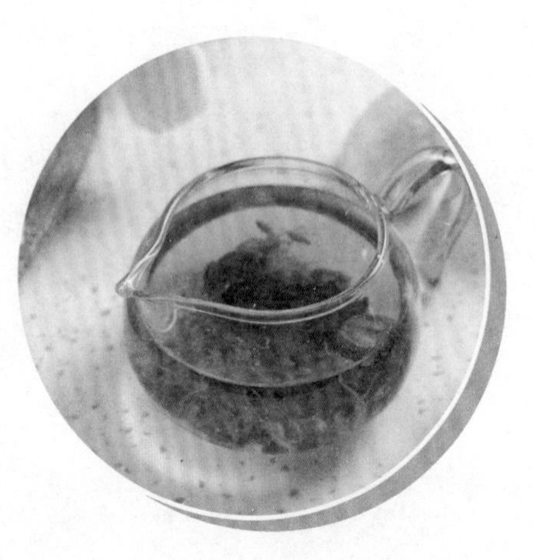

材料：谷芽10g，麦芽10g，山楂3～5g，木棉花5g。

做法：所有材料下锅，加2碗水煮成半碗，配合素食服用。视情况连服3天。

功效：消积祛湿。适用于出现积食、有湿热的孩子。

适用年龄：1岁以上孩子，对证、少量多次分服。蚕豆病患者可服。

桃苓汤

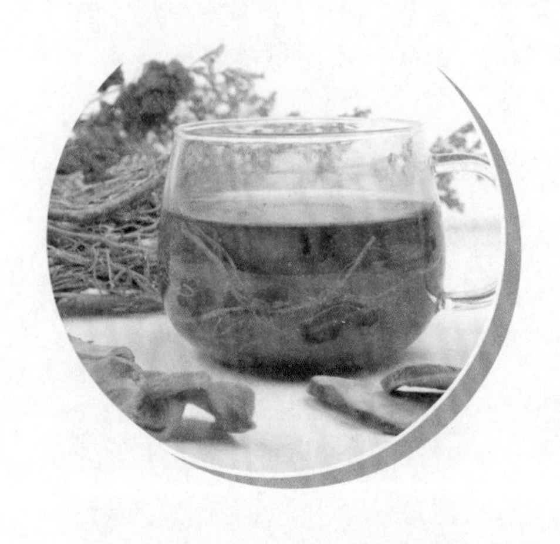

材料：五指毛桃15g，土茯苓10g，芦根8g，鸡内金6g，猪瘦肉50g（可不加）。

做法：所有材料下锅，加约2碗水，小火煲取半碗。一天内分次服用，每周连服2～3次。

功效：消积祛湿，清热生津。

适用年龄：2岁以上孩子，对证、少量多次分服。蚕豆病患者可服。

又这样喝了3天，积食虽然没有完全清除，但神奇的是，孩子的咳嗽居然没那么频繁了。后来才知道，孩子咳嗽，居然也和湿滞有关。积食、内湿重的孩子，本身体内无法流动的水湿痰饮也重，这些痰液刺激孩子的咽喉，也会导致咳嗽。

后期孩子的脾胃调理得比较好了，为了避免孩子内湿，我也会每周给孩子煲1次木棉花，加冰糖调味，又或者用10g绵茵陈煲猪骨汤。内湿清除了，气机畅行了，对缓解孩子的咳嗽确实有帮助。

好不容易清掉孩子的积食后，我如履薄冰，生怕孩子的积食去而复返。对于饮食的把控也更上心，每天用好“10秒消化判断法”，尽量保证孩子不积食，每次孩子七分饱的时候，我就不让孩子继续吃了，甚至会用动画片转移孩子的注意力。

其间，孩子的积食仍然会有反复，但在这些反复中，我也逐渐找到了规律：孩子稍微一多喝奶，就会积食；吃红烧排骨会积食，但吃豆豉蒸排骨，控制好量，就不会积食；相对于米饭、炒饭，孩子更容易消化软面条、粥类；孩子吃饭的时候精神不好，第二天必然积食……

我就是在这一次次试错中找到最适合孩子的喂养方式，每顿按需喂养，根据孩子的消化状况来喂养。偶尔孩子会挑食，我就按照许教授说的：“孩子不吃，别理他。”

调理过敏体质，要健脾扶正

只消积、不健脾，孩子的脾胃也不会好。帮孩子消积的目的是能更好、更有效地健脾，所以在孩子消化情况良好时，要帮他积极地健脾。经过2个月的调理，孩子的积食状况大有改善。我日常会给孩子吃一些健脾的食疗方，若孩子虚不受补，我就会用茯苓、山药煮粥给孩子喝，或用5g的太子参，加2g的陈皮泡水给孩子喝，这些都是教授说的能健脾益气的。

等到孩子不再一健脾就“热气”，我还会给孩子喝理脾补肺方，这主要是针对孩子经常上呼吸道感染的情况，它有一定扶正的功效，也能调理孩子的过敏体质。

理脾补肺方

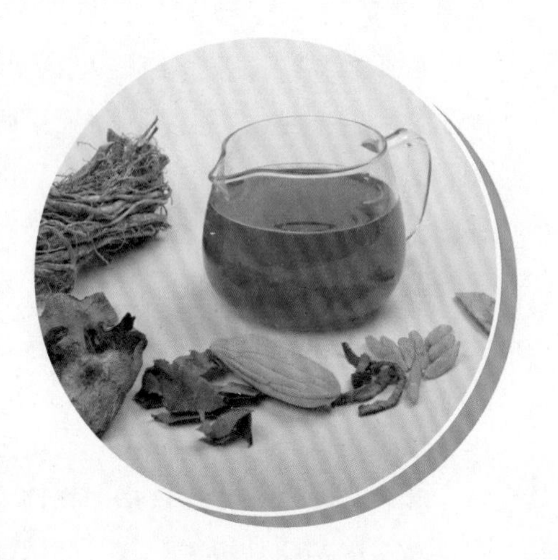

材料：五指毛桃12g，土茯苓12g，陈皮2g，佛手5g，杧果核12g，麦冬8g，布渣叶12g，甘草3g。

做法：所有材料下锅，加约4碗水，大火烧开后转小火，煎取100～150mL（约半碗）为1剂1人量。每天1剂，分2～3次服用，每周1～3剂。

功效：养阴生津，健脾益胃，清心安神。

适用年龄：3岁以上孩子，无病痛时对证、少量多次分服。蚕豆病患者可服。

注意：本方剂可清煮或加少量猪瘦肉（50g）煲汤。

我了解到，我国差不多每5～10个孩子中，就有一个是过敏体质。其中绝大多数原因和我家孩子一样，是后天喂养不当导致的。当食物停滞胃肠，造成积食，生湿生热，脾胃湿热，运化无力，没有及时地消导、祛湿，就会导致脾虚。长此以往，脾胃受损导致抵抗力弱，就会形成过敏体质。

令我感到宽慰的是，过敏体质是可以根治的，顾护好脾胃，用好健脾扶正的食疗方，减少孩子过敏性疾病的发作频率，随着孩子年龄的增长，脾胃功能的强健完善，孩子完全可以痊愈，健康成长。

现在，顾护脾胃已经成为我们全家人的育儿习惯，这也确实是行之有效的方法。我也相信，在孩子上小学前，把孩子的后天之本——脾胃呵护妥当，孩子就能健康上学，不会再像之前一样，三天两头请病假。

小贴士

其他比较复杂的积食情况和消积建议：

①舌体胖大水滑，舌苔厚腻，舌边缘有齿痕：积滞夹湿，建议用四星汤+桃苓汤。

②舌质红，舌苔厚甚至发黄，孩子有不同程度“热气上火”的表现（包括积热实秘）：积滞化热，建议用保和口服液/四磨汤口服液。

③舌苔黄厚，孩子有不同程度“热气上火”的表现，情绪烦躁，睡不安宁：积滞入里化热，出现心肝火旺的症状，建议用小儿七星茶。

④舌苔白厚，孩子“热气上火”，口干舌燥，舌质红，舌体瘦长、干燥：在阴虚的基础上有积滞，建议先处理积食，可以用三星麦冬汤（即三星汤中加入5g麦冬共煲）；积食消了，再考虑清热滋阴，可用食疗方剂秋柠饮或冬斛饮。

⑤孩子反复积食，刚好没几天就舌苔白厚：脾胃功能虚弱，喂养不当，在调整整体喂养方案的同时，可以用攻补兼施之食疗方桃苓汤。

第9节

呵护脾胃小食谱：更多助消化食疗方

湿滞——焦三仙

材料：焦山楂6g，焦神曲6g，焦麦芽6g。

做法：所有材料分别冲洗1分钟或浸泡10分钟，共同入锅，倒入3碗水，大火烧开后转小火煎煮至小半碗药汤即可，稍微放凉后服用。可视情况连服3天左右，服用期间配合清淡饮食或素食。

功效：消食导滞，解表祛湿。

适用年龄：2岁以上孩子，对证、少量多次分服。蚕豆病患者可服。

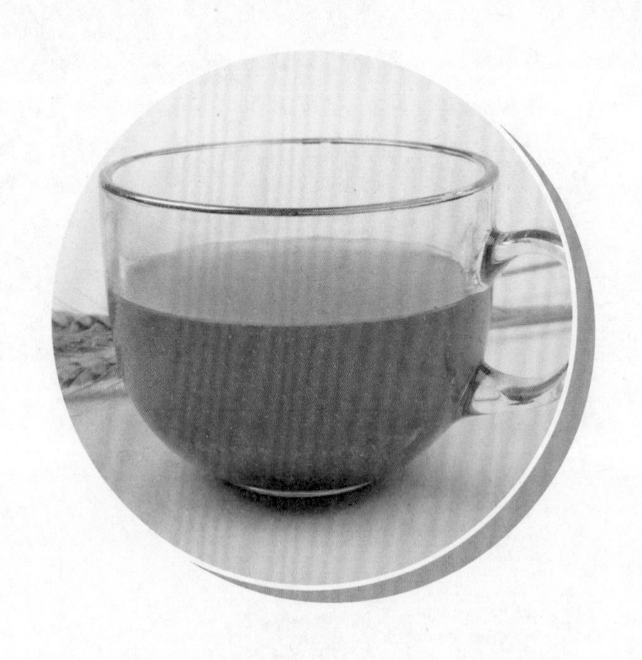

湿滞——鸡内金鸭肾消食汤

材料：炒鸡内金3g，鸭肾5g，谷芽5g，麦芽5g，盐适量。

做法：鸭肾切开洗净；所有材料入锅，加约3碗水，大火烧开后转小火煲至1碗，加少许盐调味即可。可视情况连服3天左右，服用期间配合清淡饮食或素食。

功效：消滞祛湿。

适用年龄：2岁以上孩子，对证、少量多次分服。蚕豆病患者可服。

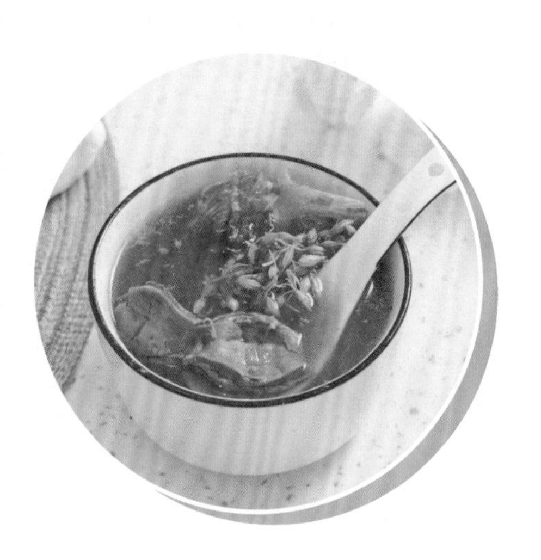

积食化热——酸枣布渣茶

材料：布渣叶10g，山楂3g，酸枣仁5g。

做法：所有材料下锅，加约3碗水，小火煲半小时即可。1周不超过2次，服用期间配合清淡饮食或素食。

功效：消食导滞，清热祛湿。

适用年龄：2岁以上孩子，对证、少量多次分服。蚕豆病患者可服。

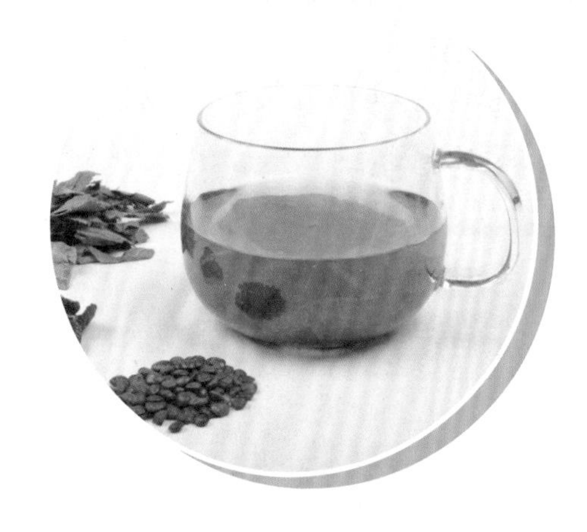

积食、有热证——独脚金猪横脷汤

材料： 芦根10g，侧柏叶8g、独脚金3g，猪横脷1条，油盐少量，冰糖适量。

做法： 除冰糖外，材料下锅，加约3碗水，大火烧开后转小火煮30分钟至食材熟烂，再加冰糖调味即可。吃完煎炸滋腻的食物后1个小时喝1碗，不吃渣。可视情况连服3天左右，服用期间配合清淡饮食或素食。

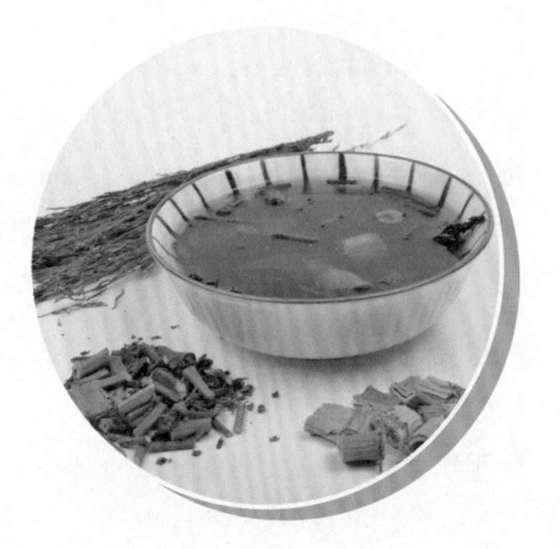

功效： 消食导滞，兼用于调理食煎炸滋腻后的咽喉发痒干咳、咽喉充血、发炎等症状。

适用年龄： 2岁以上孩子，对证、少量多次分服。蚕豆病患者可服。

积食、胃口差、积腹泻——山楂苹果黄糖水

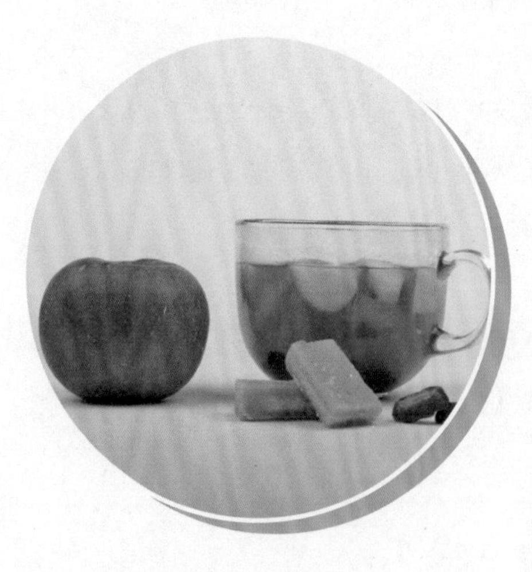

材料： 新鲜去籽山楂2颗（或干山楂5g），苹果1个，黄糖适量。

做法： 山楂、黄糖放入锅中，加入适量水煮至软烂，再放入洗净切块的苹果；大火烧开，转小火煮10分钟，撇去浮沫，晾温即可食用。可视情况连服3天左右，服用期间配合清淡饮食或素食。

功效： 开胃消食，健脾止泻。

适用年龄： 2岁以上孩子，对证、少量多次分服。蚕豆病患者可服。

反复积食、没胃口——术麦金汤

材料：白术10g，炒麦芽15g，鸡内金3g，猪横脷50g。

做法：药材先煮半小时，去渣取汁，放入猪横脷煮15分钟即可饮用。可视情况连服3天左右，服用期间配合清淡饮食或素食。

功效：消食行气，健脾开胃，增进食欲，健脾助运，有攻补兼施的功效。

适用年龄：2岁以上孩子，对证、少量多次分服。蚕豆病患者可服。

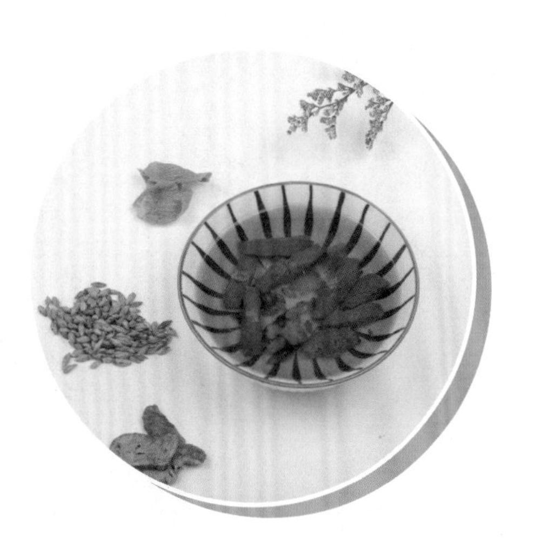

反复积食、湿滞——七运汤

材料：谷芽10g，麦芽10g，山楂5g，陈皮2g，火炭母10g，甘草3g，土茯苓15g。

做法：材料下锅，加约3碗水，大火烧开后转小火煲至半碗即可。可视情况连服3天左右，服用期间配合清淡饮食或素食。

功效：健脾行气，消积燥湿，有一定攻补兼施的功效。

适用年龄：2岁以上孩子，对证、少量多次分服。蚕豆病患者可服。

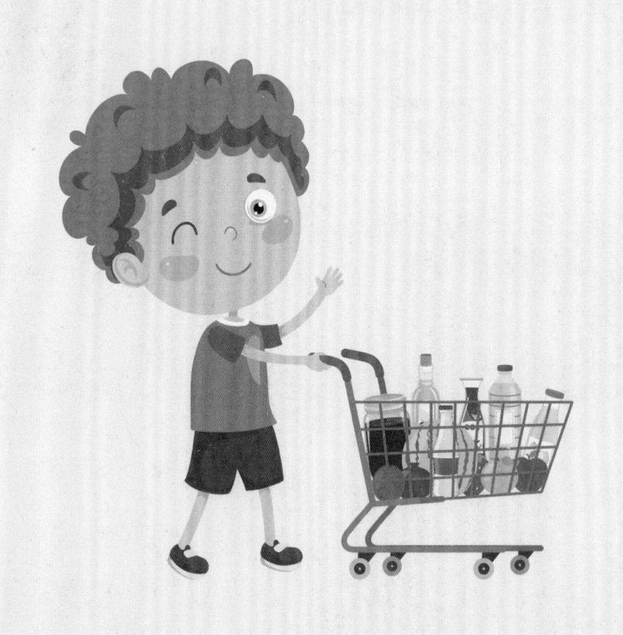

第5章 正确认识助消化食药材，用对用好，不伤正气

除了前面介绍的助消化食疗方，日常生活中，了解这些具有消食导滞功效的食药材，并熟知其具体功效和用法，是非常有必要的，能在孩子不慎积食时，给孩子最稳妥的调护。

第1节

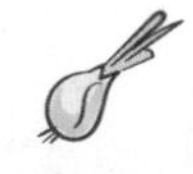

谷芽、麦芽：虚寒用炒制，久积用生制

谷芽

性味：性平，味甘。
归经：归脾、胃经。
功效：消食和中，健脾开胃。
常用量：10g。

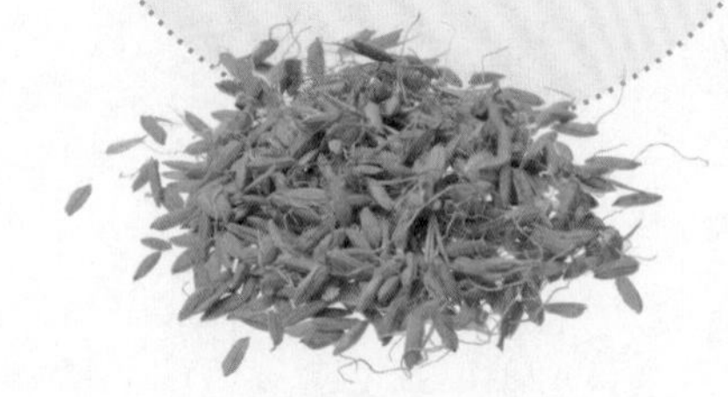

麦芽

性味：性平，味甘。
归经：归脾、胃经。
功效：行气消食（尤其消面食），健脾开胃。
常用量：10g。

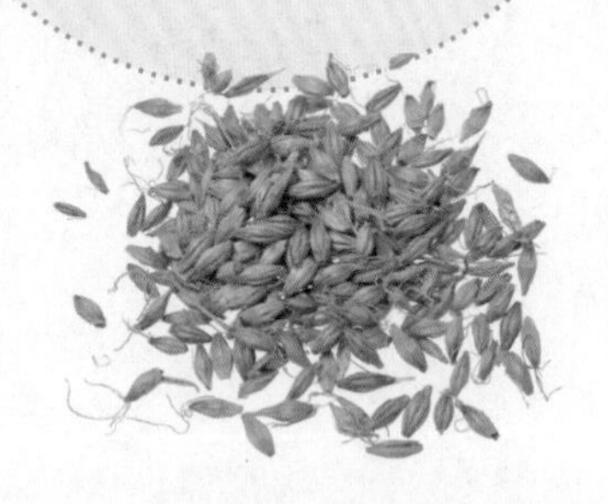

谷芽、麦芽是很多儿童消积食疗方中的“老朋友”。它们比较温和，功效不会很峻猛，十分适合孩子对证服用，像我的“明星”消积食疗方三星汤，其中就有谷芽和麦芽。这两者的功效极为相似，只不过谷芽的消食作用稍逊于麦芽，因此放在一起讲解。

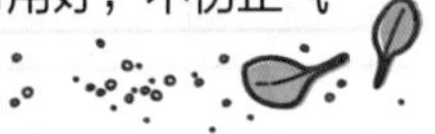

谷芽、麦芽有生制和炒制的区别。很多家长问我炒制之后的谷芽和麦芽会不会更适合孩子。如果是年龄小一些的宝宝在用三星汤的时候，我会建议："可以把谷芽、麦芽、山楂都稍微在锅里炒一下，增添一点温性，也更温和一些。"一般来说，年龄越小的孩子体质越偏虚寒，炒过的谷芽、麦芽会稍稍增添温性，但又不至于过燥，这样用也是符合孩子生理特质的。

因此，对于体质虚寒、内湿明显的宝宝来说，谷芽、麦芽用炒制的比较合适。当然也不绝对，还要根据具体食疗汤方的配伍来定。

如果孩子的积食比较严重，温和的炒谷芽、炒麦芽，疏通积滞的能力就不够，须用生的谷芽、麦芽，把中焦堵塞的"垃圾废料"凿开，甚至搭配消积功效更猛的其他中药材。

最后还有两点要注意：潮湿天气下，谷芽和麦芽容易长芽、霉变，这种就不能使用了；有些孩子对麦芽过敏，相关食疗方中，应把麦芽更换成其他具有类似功效的中药材。

第2节

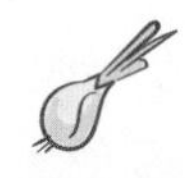

山楂：孩子肉食吃多了，就认准它！

山楂
性味：性微温，味酸、甘。
归经：归脾、胃、肝经。
功效：消食健胃，行气散瘀。
常用量：3~5g。

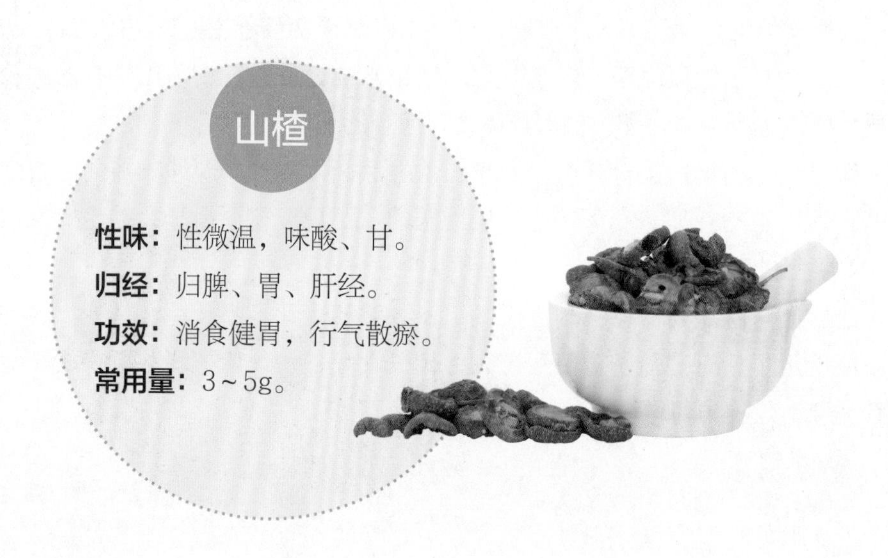

《本草纲目》中就记载山楂："化饮食，消肉积，癥瘕，痰饮痞满吞酸，滞血痛胀。"

前面介绍大山楂丸时也专门说过，山楂尤其能消肉积。当孩子肉吃多了，腹胀难受的时候，吃一点山楂，就再合适不过了。

市面上的山楂，根据制作方式的不同，有鲜山楂、生山楂、炒山楂和焦山楂之分，该怎么区别使用呢？

鲜山楂：新鲜山楂水果，可增加食欲，促消化。不建议孩子大量食用。

生山楂：由新鲜山楂洗净后切片烘干，可消食导滞、行气活血、祛瘀止痛。

炒山楂：鲜山楂片放入锅中炒至微微发黄而成，消食导滞的作用更强，但酸味减轻。一般的山楂食疗方，如果孩子怕酸不喜欢吃，那么除了用黄糖调味外，还可以将山楂换成炒山楂。

焦山楂：焦香的气味有醒脾功效，消食导滞的作用比炒山楂更强，可用于小儿食滞泄泻。

至于山楂糕、山楂片、山楂条都属于小零食，偶尔给孩子尝鲜可以，但不能依靠它给孩子助消化。

由于山楂“只消不补”，脾胃虚弱的孩子最好不要大量食用。即便是给孩子喝起来十分安全的三星汤，山楂用量也应十分谨慎，一般都不超过5g，否则消食导滞过度会损伤正气。大人吃鲜山楂时，也不建议空腹即食。

另外，山楂有行气活血祛瘀的功效，孕妇最好也不要食用。

如果孩子吃肉稍稍吃撑，暂时未观察到积食，就可以用山楂、冰糖煮粥，或者直接泡水给孩子喝，此时用新鲜的山楂切片或生山楂片都可以。

第3节 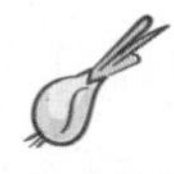

莱菔子：消积止咳方里都有它，效果好还便宜！

莱菔子

性味： 性平，味辛、甘。
归经： 归脾、胃、肺经。
功效： 消食化积，降气化痰，润肠通便。
常用量： 5g。

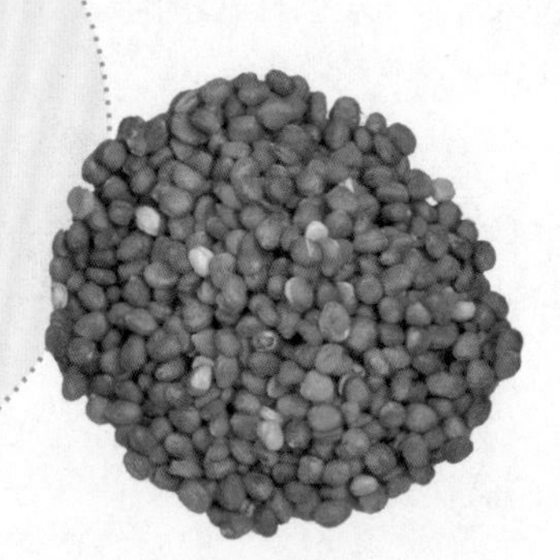

莱菔子，是白萝卜的种子，是一种药食同源的食药材。为什么会叫“莱菔子”呢？因为萝卜还有一个名字叫“莱菔”，谐音“来福”，所以它的种子就称为“莱菔子”。

中医认为，白萝卜和萝卜叶都有降气的功效，而莱菔子降肺胃之气的功效更强，因为它是种仁的一种，中医有“诸子皆降”的说法。李时珍在《本草纲目》中说：“莱菔子之功，长于利气。生能升，熟能降。”莱菔子生用和熟用的功效完全不同，生莱菔子气比较烈，内服的功效是催吐痰食，孩子咳嗽时，可以用生莱菔子止咳排痰。

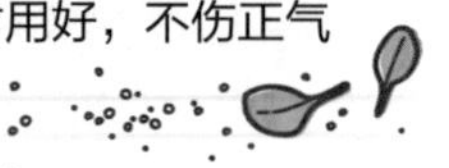

炒莱菔子则能降气，而且尤降肺胃之气，肺与大肠互为表里，肺胃之气一降，糟粕行，大便通——炒莱菔子本身也有润肠通便的功效。而且，它的功效相对温和，尤其适合孩子虚寒娇嫩的体质特点。有的家长担心吃莱菔子会泄气，使原本就气虚的孩子更虚，但只要对证服用，就无须担心这一点。

孩子积食、便秘，可以将10～15g炒莱菔子捣碎、泡水、滤渣服用缓解。1岁以下的小宝宝积食，大便中有奶瓣，睡眠受影响，经常夜啼时，也可以用8g炒莱菔子泡水、服用缓解。

除此之外，还可以用新三星汤消食导滞。新三星汤中的莱菔子原本用的是生制，如果孩子不喜欢莱菔子独特的味道，那么也可以在用前把莱菔子先炒一下。给孩子止咳，也可以用炒莱菔子。孩子如果外感咳嗽、积食咳嗽，肺气不得正常宣发，用炒莱菔子降肺气，肺的气机回到宣发肃降的正常状态，孩子的咳嗽就能缓解。

第4节

布渣叶：煮水入粥，消食解热感

布渣叶
性味：性凉，味酸。
归经：归脾、胃经。
功效：消食导滞，清热利湿。
常用量：8～15g。

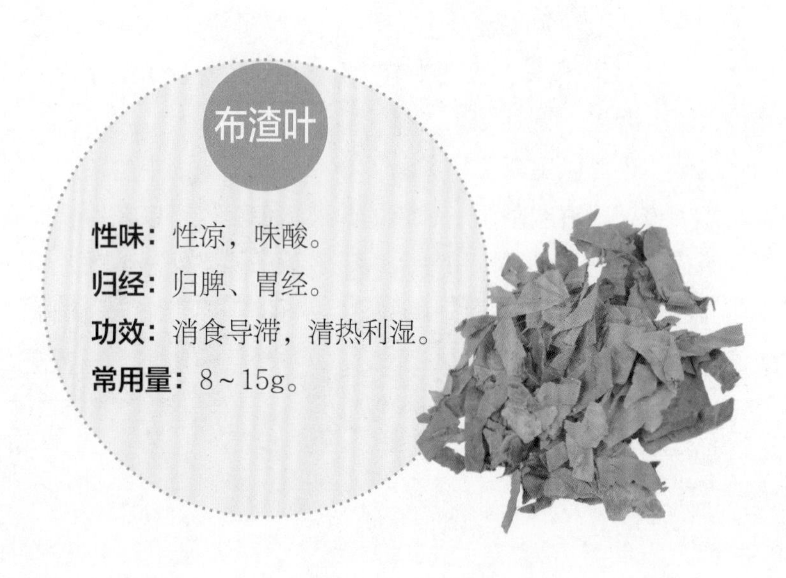

作为南方地区的常见中药材，布渣叶有很多别名：蓑衣子、破布叶、麻布叶、布包木、破布树、薢宝叶……相信许多家长都不陌生。很多小儿清热消积中成药中都有布渣叶的身影。

面对孩子的“热气上火”，很多家长往往会给孩子喝凉茶。但对于积食化热导致的实热“热气”，比起大寒、损耗正气的凉茶，布渣叶相关的食疗方会更适合孩子。

尤其是布渣叶的消积功效比较强。孩子积食，若没有及时助消化，停滞在中焦的“废料垃圾”就会化热化湿——这往往是孩子热气上火的常见原因。

这个时候喝三星汤或新三星汤，可能效果会不太好，可以在三星汤中多加5g布渣叶，加大消积的力度，或选择前面提到过的保和口服液、四磨汤口服液。又或者给孩子用15g布渣叶、5g山楂煮粥，用黄糖调味，也能达到类似的功效。

除此之外，布渣叶还能有效治疗风热外感。《常用中草药手册》中有载："布渣叶五钱至一两，水煎服。"尤其本身湿热、积滞的孩子，若有喉咙红肿、疼痛的情况出现，服用布渣叶煮水，有清热解毒的功效。它是比较适合儿童的"简易凉茶"。注意，如果孩子是因为着凉而感冒，流清鼻涕、发低热，就不要用布渣叶退热、治感冒了。

此外，孩子风热外感初期，有喉咙不适征兆时，用1枚乌梅、5g冰糖煮15分钟后给孩子喝下，也能缓解喉咙不适。

给孩子煮布渣叶相关食疗方时，建议家长不要自行采摘晾晒，最好去药店购买。买的时候，不要买色泽过于偏黄的、曝晒时间过长的布渣叶，那样的药效相对没那么好。

第5节 

鸡内金：消积“强力军”，当属鸡内金

鸡内金

性味：性微温，味酸。

归经：归脾、胃、小肠、膀胱经。

功效：用于食积不消、小儿疳积等症状。

常用量：3～5g，炒制用。

鸡内金，是家鸡的砂囊内壁，能够消化较硬的东西。通常在杀鸡后取出鸡肾，立即剥下内壁，洗净晒干，就成了这味名中药。清代医师张锡纯在《医学衷中参西录》中记载鸡内金：“鸡之脾胃也……其味酸而性微温，中有瓷、石、铜、铁皆能消化，其善化瘀积可知。”

瓷、石、铜、铁都能消化掉，这恐怕是夸张的手法。但宝宝服用鸡内金，胃肠动力确实会明显增强。这是因为鸡内金促进了胃液分泌、提高了胃酸度。消化能力提高了，脾胃就不容易受累了。

由于其强大的消积力度，鸡内金对积久成疳、普通消积食疗方难以彻底消除积食的孩子来说，也是比较对证的选择。

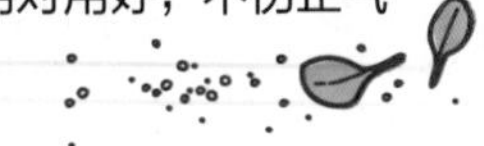

家长在使用鸡内金时，一定要记住，鸡内金不能天天吃，消积食药物不等同于健脾药物。在使用时，用量一定要控制好。鸡内金如果直接用药，则化瘀、消积、去结石的力度比较强，功效过猛，因此最好用炒鸡内金。

如果孩子的积食比较严重，舌苔厚厚铺满，就可以在三星汤或新三星汤中加入5g炒鸡内金，每周服用次数不超过3次，否则鸡内金很容易损耗孩子自身的正气。

对于鸡内金的其他用途，曾世荣在《活幼新书》中曾记载："一切口疮：鸡内金烧灰敷之，立效。"孩子得了口腔溃疡，取鸡内金5g，烧焦后碾磨成粉状，涂抹在疮面，20分钟后可食。每天3次，通常2～3天见效。这种鸡内金疮口疗方温和不刺激，比较适合孩子。

第6节 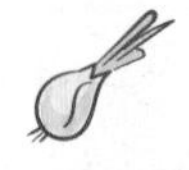

神曲：一解脾虚湿困，堪比保济口服液（丸）

神曲

性味： 性平、偏温，味甘。

归经： 归脾、胃二经。

功效： 下气调中，消食和胃。

常用量： 3～5g。

神曲不是一种天然食药材，而是辣蓼、青蒿、杏仁泥、赤小豆、鲜苍耳草加入面粉或麸皮后发酵而成的曲剂。它最早由汉代名医刘义研制而成，专用于消化米面宿积。传言刘义观察到蛇类找寻野地里的草药，吞食后排便量多，排泄后形体清爽，窜走迅疾，便认定这些草药能治消化不良。经过医师的潜心研究，神曲就这样诞生了。

神曲对于消解食用米面、谷类过多导致的积食，有很好的效果。通俗地说，所有和淀粉有关的积淤，它都能化开。

在常见的用法中，经过二次加工炮制的神曲还分为炒神曲和焦神曲。神曲本身味甘、偏温，炒制过后更温，而且神曲炒焦后，化水谷、消宿食的力度会更强。如果孩子体质、脾胃偏寒，即使在夏天也手脚冰凉，舌苔偏白厚，还偏爱喝冷饮，就可以选择炒神曲。

除了消米面积食，神曲还有解表化湿的功效。如果孩子体质又寒又湿，稍微吹风就怕冷，夏天也吹不得空调，容易反复风寒感冒，那么当这种体质有积食时，就可以选择以焦神曲为原料的焦三仙（详见“第4章第9节”），其功效和保济口服液类似。

日常给孩子助消化、祛寒湿，调理脾虚湿困，可以用半块神曲（约3g）、5g熟柑普茶叶泡茶喝，煮的时候，先用布袋把神曲包好，加3碗水烧开，隔去药渣，水中加入柑普茶叶，泡服。这个日常调理方每周饮用不超过3次，而且最好给3岁以上的孩子喝。

脾胃虚寒明显的孩子，可能一喝茶就会胃痛，也可以用2g陈皮、3g神曲泡水喝代替柑普茶。

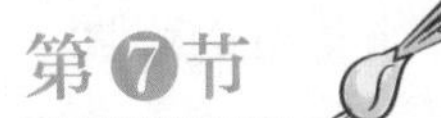
第7节

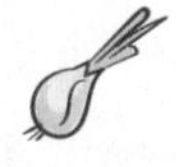

杧果核：宝宝消化不好，杧果核是个宝

杧果核

性味：性平，味酸、涩。

归经：归胃、小肠经。

功效：健胃消食，化痰行气。

常用量：10～12g。

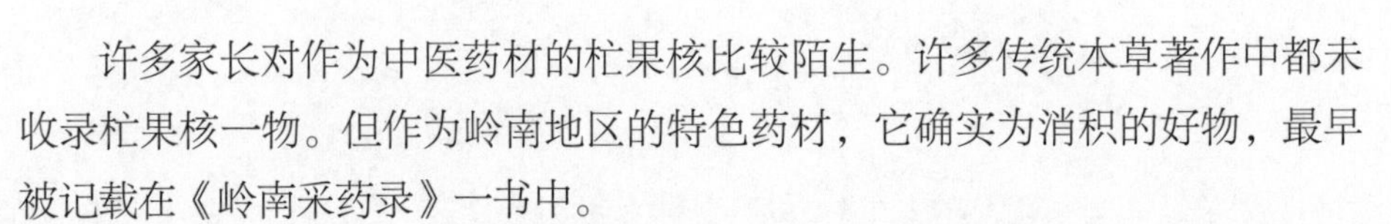

许多家长对作为中医药材的杧果核比较陌生。许多传统本草著作中都未收录杧果核一物。但作为岭南地区的特色药材，它确实为消积的好物，最早被记载在《岭南采药录》一书中。

杧果核的主要功效有健胃消食、化痰行气、消除食欲不振等。最重要的是，杧果核性味平和，不像布渣叶、神曲等有偏性，用杧果核治积食，基本不挑人的体质。它的消积力度也比谷芽、麦芽大一些。所以，如果三星汤对孩子消积食效果不明显，也可以把其中的山楂换成12g杧果核，加强其助消化的功效。

杧果核还有止咳化痰的功效，针对孩子的外感咳嗽效果好。孩子外感咳嗽，用3个杧果核煮水给孩子喝，有不错的止咳功效。不过，要注意的是，用杧果核止咳，止的主要是外感咳嗽。对于治疗内伤咳嗽，杧果核的止咳效果就不太明显了。

有些地区并不用杧果核入药调理。很多家长问："能否自己晒杧果核给孩子消积、止咳？"

自己晒制杧果核，一般要晒4天以上，并且要保证晒制的环境相对干净、没有浮尘污染。即便满足这个条件，晒制出来的杧果核药效也是不稳定的。所以建议家长，最好是到药店购买杧果核。

如果实在买不到杧果核，那么也可以使用其他药材来代替。比如，在理脾补肺方（详见"第4章第8节"）中，可用10g芡实替代；在疏春方（详见"第7章第8节呵护脾胃小食谱"）中，可用6g佛手代替。

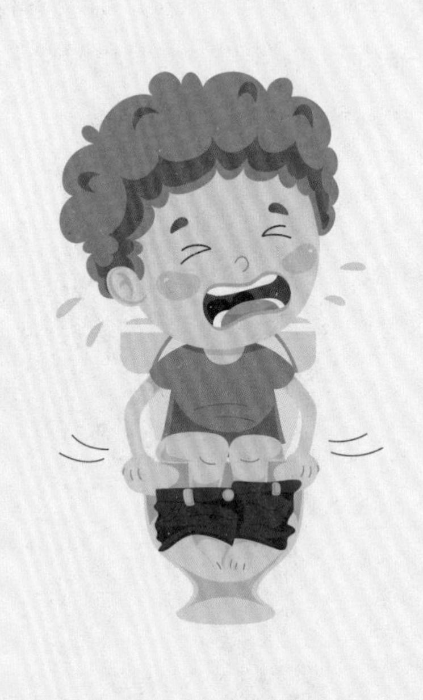

第6章 家长最焦虑的便秘问题，这么“通”就好了

你给孩子吃过香蕉，喝过酸奶，用过开塞露通便吗？实际上，孩子的便秘问题，往往和脾胃消化有关。了解孩子的便秘分型，就能对证解决便秘。那些不太适合孩子的通便方法，就不要再给孩子用啦！

第1节

你以为的“便秘”，很可能是正常现象

家长问：“孩子总是三四天才大便一次，是不是便秘呀？能不能用食疗方帮孩子通通便？”

孩子的大便问题，是令很多家长长期焦虑的育儿难题之一，尤其是孩子便秘问题，我见过不少家长“各出奇招”，帮助孩子通便。正如提问的这位家长，孩子几天不大便，就特别着急。

其实，我也能理解，大便堪称孩子健康的“晴雨表”。孩子的脾胃消化状况，往往也会通过大便反映出来。家长们普遍认为，孩子只要每天排便，大便的问题就不大，甚至还觉得孩子挺健康的，其实并非如此。有些家长知道孩子正常、健康的大便是什么样子的，但也会错认为只要大便成形就属于好大便。

我们不妨先来认识何为孩子的正常大便。

不同年龄的孩子，正常大便是什么样的？

新生儿：深黑、墨绿胎便

刚生下来的宝宝，即使没吃一点东西，出生后6～12小时也会拉出墨绿色近似黑色的胎便，这是正常的。

在母体内积存的胎便，必须借着频繁的排便才能清除干净。新生儿排便一般需要延续2～3天，每天3～5次，甚至10余次，浓重的墨绿色才能消失。新生儿胎便通常没有臭味、状态黏稠，主要由宝宝在子宫内吞入的羊水和胎儿脱落的上皮细胞、胎毛、胎脂、胆汁黏液及所吞咽羊水中的部分固定成分组成。

母乳喂养、未添加辅食：金黄色糊便

6月龄内纯母乳喂养的婴儿，大便多是稀糊状的，呈金黄色或者淡绿色，

而且没有明显的臭味。偶尔也会出现呈浅绿色、比较稀的大便，或呈软膏样，均匀一致，带有酸味但没有泡沫，这都属正常大便。

从排便次数来看，母乳喂养的宝宝排便次数不固定，每天大概1～2次，多的时候可能3～5次。新生儿阶段（刚出生至出生第28天），每天可能会排便8～10次。随着孩子月龄的增长，大便次数会逐渐减少，3月龄的孩子，大便次数会减少到每天1～2次，这些都是正常的。

配方奶喂养、未添加辅食：比母乳喂养要稠

配方奶喂养的婴儿，大便比母乳喂养的要稠些，呈现稠糊状或膏状，排便次数也比母乳喂养的更少些，呈现淡黄色或者褐色，气味也比母乳喂养的更酸臭些，这是因为奶粉中所含蛋白质多，无法被宝宝完全吸收，在肠道内被细菌分解后产生硫化物等，产生臭味。

配方奶粉里铁元素含量往往较高，宝宝吸收不完全，大便有时会偏绿色，一般都是浅绿色或者草绿色。不过，只要没有出现排便困难现象，大便形状不似“羊咩屎”，没有奶瓣或黏液，就是正常的。

添加辅食后：棕色稠糊状

添加辅食后，大便会变得更稠些，但还是糊状；颜色变得更深些，呈棕色或深棕色，还会有些臭味。不过从此开始，随着宝宝的饮食习惯一步步接近成年人，大便的性状也会越来越接近成年人。

刚开始添加辅食时，宝宝可能会出现一段时间的绿便，这是因为辅食含铁量较高，大便里可能会因为有未被吸收的铁而呈现深绿色。

> 如果给宝宝添加的淀粉类物质过多，例如米粉，就可能因为糖（淀粉就是糖的一种）不能被完全吸收，导致肠道含糖多，进而使肠道内的渗透压升高，把肠壁里的水吸到大便中，使大便变稀。

吃较多蔬菜、水果的宝宝，大便会较蓬松。添加了菜汤、瓜汤或者鱼肉汤后，可能出现油状或膏状大便。鱼、肉、奶、蛋类吃得较多的孩子，因为

蛋白质消化的缘故，大便会比较臭。

以上情况，都属于正常的大便，可以通过适当调整辅食的结构和量来控制宝宝大便的性状。

儿童“完美”大便：香蕉便

等到孩子逐渐长大，三餐成为日常营养的主要来源，配方奶成为辅助食品，甚至完全戒掉配方奶，孩子的正常大便将不再是糊状便，而是“完美香蕉便”：

质地软硬适中，表面光滑无裂纹褶皱，呈香蕉状，无明显臭鸡蛋、酸腐味，颜色呈浅褐色或黄色。

相对的，一些不太正常的大便，比如大便偏稀、前干后稀，成形的大便上有裂纹，呈玉米条状、葡萄串状，都不是正常大便。

孩子几天大便一次，属于便秘吗？

1岁以下小宝宝的大便次数，以前面所说的为标准。如果宝宝几天没大便，家长们就要注意。像是“攒肚”等说法，在我看来都是不太准确的。小宝宝几天没大便，其实就是胃肠功能紊乱，将积未积，甚至可能已经存在积食现象，这时要减少喂奶次数、减少辅食量，帮助宝宝消食导滞。

可对于大一些的孩子来说，大便次数并不能直接反映孩子的大便正常与否。

人和人的个体差异很大，有的人肠道蠕动快，每天大便2～3次，有的人习惯2～3天1次，甚至3～4天1次，不能据此判定哪个正常，哪个不正常。每天食物摄入量、新陈代谢速度等，都对人的排便频率有影响。

孩子每天大便1次，并不是标准的排便频率。事实上，排便频率因人而异，家长无须在此方面过于操心。

排便时不辛苦费劲、大便不干硬结块、呈金黄色长条软便，就是正常的。哪怕孩子连续2～3天不排便，只要这段时间没有腹胀、憋气等不适，就是正常健康的，不属于便秘。

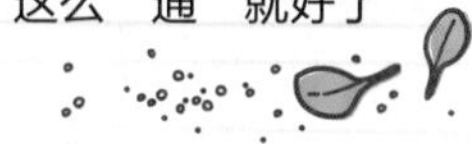

第2节

长期用水果通便，反而会害了孩子

家长问：“孩子便秘、热气上火，请问有和香蕉相关的食疗方或儿童凉茶给孩子通便吗？”

说到通便水果有什么，很多家长都会答：香蕉、火龙果、猕猴桃。但其实，这个问题本身就是个伪命题。孩子的便秘问题，并不能轻易用水果缓解，我其实也并不建议家长们用寒凉水果给孩子通便。

以香蕉为例，香蕉是比较寒的水果，其实并不适合给宝宝多吃。“香蕉能滑肠”的说法，也并无确实的科学根据。很可能是因为香蕉的形状让人产生联想，因此才有了相关说法：“吃香蕉，能通便！”

可能会有家长反驳我：“我给孩子吃完香蕉，孩子确实大便了。”

这种在寒凉食物的刺激下排出的大便，往往偏稀，甚至呈水样状，孩子腹冷下泻，看似通便了，其实这种稀便也是不正常的，而且压根不能从根本上调理好孩子的大便。相信用过类似方法的家长会发现，孩子吃完香蕉，通便稀便一两天，之后又会出现便秘的情况，甚至便秘现象比之前更严重。

如果又给孩子喂香蕉，长期如此，孩子体内的正气就肯定会被寒凉食物损耗，便秘的情况也可能越来越严重。

极少数情况下，比如孩子之前没有出现过长期便秘的情况，由于偶然的过量喂养，积食化热，引起便秘，又有一些“热气上火”表现，就可以食用香蕉、西瓜、猕猴桃等水果缓解便秘情况，但是注意不要天天吃、大量吃，少量食用2天左右即可。

孩子本身有实热，可以在控制量的前提下，吃点偏凉的水果清热助便。但想要孩子大便恢复正常，关键还是对证用方用药，消食导滞，如因积热便秘的孩子，可以服用四磨汤口服液或保和口服液。

如果孩子本身明明没有积热，却经常便秘，就不太适合吃寒凉的水果调治便秘了。这种便秘本身和体质虚弱有关，不是单单清热就能解决的。

番泻叶能通便，是因为它有大寒的特性。而寒凉的水果可能和番泻叶的功效一样，一时半会有效，但被寒凉食物所伤的虚弱脾胃只会虚上加虚，便秘不仅会卷土重来，而且会更难调理。

小贴士

水果其实并非孩子每日必需品！

对孩子而言，水果固然好吃，但并不属于每天必吃的食物。很多家长希望我给出孩子每天吃水果的精确“量”，其实，从中医育儿的理念来说，按需喂养，不限定量，才是最适合孩子的喂养法。

比如，2～3岁的孩子可以每天吃50～100g的水果，但如果孩子三餐吃得比较饱，或当日消化状态不太好，就不建议强制定量喂食水果了。

有的家长对给孩子喂水果比较谨慎，认为其容易助湿，其实这个担心是有必要的。像前面说的香蕉、火龙果、猕猴桃，都是寒凉的水果，过量食用寒凉的食物，容易损伤脾阳，使脾脏运化水液的功能变差，水湿内停，就容易加重湿气。

而孩子爱吃的一些糖分高的水果，一般都是温性的，比如荔枝、榴梿、樱桃、葡萄、蜜桃等。但这些高糖水果难消化、易助湿，摄入太多也容易导致湿热。

给孩子吃什么水果，主要还是先看孩子的消化情况和身体状况：

孩子消化好，身体健康，可以适量吃一些水果，建议选择平性或微微偏温的水果。孩子身体状态不错，偶尔也能吃微微偏寒的水果，但最好搭配温性食物一同吃，吃后还可以用一些偏温的食疗方助阳气。

孩子消化不好、有积食，也可以吃水果，但要严格控制好量，要比没积食时吃得更少。当孩子生病，家长把握不好是否该“忌口”水果时，建议清淡饮食，暂时停掉水果。

第3节

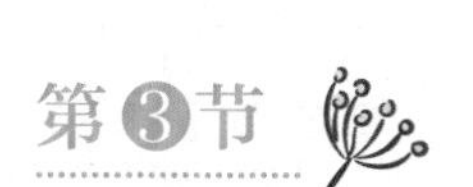

有些便秘可以用新三星汤缓解，有些则无效？

家长问：“孩子长期便秘，舌苔厚，我给他用新三星汤调理，刚开始两天，孩子有大便，但之后又出现便秘的情况。请问我该不该继续给孩子用新三星汤？”

新三星汤的功效是消食导滞，但是，有的家长却把新三星汤当成了可以直接调理便秘的食疗方，尤其里面的莱菔子本身具有滑肠的功效，能够帮助身体将体内的积滞“垃圾”排出，对三星汤功效不甚了解的家长，甚至会称其为“儿童泻药”，这是绝对错误的。

新三星汤的功效，是消食导滞。它不能治疗便秘、口气异味、失眠，家长们不要再有误解了。

同时，不少家长对孩子便秘也存在不少误解。甚至有家长认为，孩子便秘，就是热气上火导致的。

便秘就是因为“上火”吗？

可以明确告诉家长，孩子便秘不全因“上火”，我们需要辨证论治。中医将便秘分为实证便秘与虚证便秘。

实证便秘

多是因为积滞郁热、燥热内结所致，也就是我们常说的“上火”。实证便秘的根源在于积食，家长若没有及时帮孩子消导，积食入里化热，就可能出现便秘，伴有口苦口臭、睡眠不安等症状。

虚证便秘

虚证便秘根源在于脾虚，孩子脾胃虚寒，再加上饮食喂养不合理，就会脾胃失和，气虚血亏，肠道失于濡润，无力传导大便。

用新三星汤调理实秘无效，是什么原因?

有些家长反映孩子服用新三星汤，消积的效果不佳，究其原因不妨考虑以下两方面：

没有同时在饮食上做调整

用新三星汤消食导滞时，需要配合素食才能有较好的助消化效果。孩子素食调理脾胃消化这段时间，肉汤、牛奶、鸡蛋等只要不是必需品，就要暂时忌口。尤其是看起来清淡的肉汤，其实是比较滋腻的。

积食情况拖得比较久了，新三星汤太温和，无法处理目前比较复杂的积滞情况

如果孩子的积滞情况比较复杂，温和的新三星汤就很难发挥出很好的效果来。不过也不用担心，前面我们也学到，不同情况的积食，可以对证用方、用药，给孩子的脾胃减轻负担。

比如，孩子舌体胖大水滑，舌苔厚腻，舌边缘有齿痕，这是积滞夹湿的典型舌象，建议用好四星汤与桃苓汤。

如果实火不断上炎，孩子不仅舌苔黄厚，还有不同程度“热气上火”的表现，此外还会情绪烦躁、睡不安宁，这就是积滞入里化热，导致心肝火旺的症状，此时更建议用小儿七星茶。

说到底，便秘只是身体失去阴阳平衡的一种表现，家长要做的不是“紧盯表象”，更应该根据孩子的表现，观察入里，辨证论治，深入了解孩子便秘是什么原因造成的。抓住这个根本病机，才有可能彻底调理好孩子。

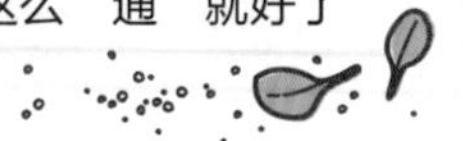

第④节

孩子实秘的调理思路：消食导滞

家长问：“孩子每次一吃肉就便秘，大便颜色黑、很臭、呈颗粒状，是不是孩子不适合吃肉？”

人是杂食性动物，孩子怎么会不适合吃肉呢？而且，考虑到孩子生长发育所需的营养，肉类也是必不可少的食物种类，当然我们做家长的，要比孩子考虑得更周全，给孩子吃肉时要考虑他们的脾胃消化功能。

孩子一吃肉就便秘，家长一定要反思肉的量是不是给多了，或者肉是不是煮得过于滋腻了，红烧、煎炸的肉类，肯定比蒸煮的肉类更难消化。

所以，先回答这位家长的疑虑：没有孩子是不适合吃肉的，偶尔几天的素食，也是考虑到孩子有积食，给一小段时间让受损的脾胃恢复健运。长期素食，孩子的营养肯定是跟不上的。

接下来则要了解孩子一吃肉就便秘的原因：脾虚之余，吃进肚子的食物无法被脾胃好好消化，以至于积食实秘。

实证便秘，往往是积食引起的

孩子便秘的原因有很多，绝大多数情况下，短期内的大便不正常，要考虑孩子消化不良的问题。这种实证便秘，往往会出现在孩子饮食不当、脾胃负担变大的情况下。这时的便秘，大多数情况下都属于积食便秘，孩子除了大便硬结，还会出现腹胀、厌食、恶心、口气酸臭、手足心烫、小便短黄、舌苔黄腻等情况，这些都是很明显的积食表现。

这类由于积滞导致的“羊咩屎”，往往干硬色黑，气味较大，这是由于食物长期不得排出，水分被肠道黏膜吸收回去、食物残渣在肠道内发酸发酵。而且，孩子排便时会比较费劲，由此可以看出孩子是有力气助推大便的，并非因自身体虚的原因，导致大便积聚在大肠内。

这类便秘的持续时间短，并不是长期便秘，家长很容易通过回顾最近孩子的饮食喂养，发现便秘的原因。

实证便秘的调理思路：消食导滞

实证便秘的病位较浅，家长也比较容易帮孩子调理缓解。可以按照以下思路帮助孩子调理好实证便秘：

①	偶尔吃撑、吃杂导致的积食，在还没有化热的情况下，配合素食服用新三星汤，就能缓解积滞引起的便秘症状。 更建议在孩子没有出现积食征兆时就积极预防吃撑、积食，家长若是带孩子外出就餐，孩子吃得较多、较杂，第二天就可以清淡喂养，服用 1 天新三星汤助消化
②	孩子出现积滞化热的情况（舌苔黄厚、舌质红等）时，可以配合素食服用新三星汤（每天 1 次，连服 3 天左右）+ 四磨汤口服液（1 岁以上 1 次 1 支，每天 3 次，连服 3 天左右）
③	日常饮食也要随之变化：吃少甚至吃素

吃少，总的来说就是孩子总体摄入量要比日常少一些。比如说平时每餐一碗的，就减少成2/3碗；喝奶的话，同样的水，奶粉减少1/3。每一餐的量都减少一些，可以加1～2餐点心，少食多餐，但是孩子每天总体吃的量要比平时少，烹调时尽量做得容易消化一些，这样脾胃的负担才能减少。

吃素，说的是饮食的内涵，再直白一点就是不要吃营养价值高的东西，因为难消化。消化不好的时候，暂时不要让孩子吃肉类，可吃蒸水蛋。如果完全素食时孩子吃不下饭，那么可将肉量减半，或只是喝少量肉汁。如果第二天孩子积食的情况没有改善，那么要避免吃肉，鱼和蛋也暂时不要吃，蔬菜、水分都要适当地增加，例如喝粥就是较好的选择，可以加些馒头或者番薯，总体要清淡一些。

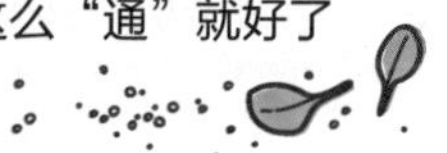

第5节

长期便秘，是“动力”不足，如何给身体打打气？

家长问：“孩子长期反复便秘，用新三星汤、四磨汤口服液都无效，还有什么食疗方适合孩子？”

孩子长期便秘，通常不是因为积食那么简单，像新三星汤、四磨汤口服液这些主要功效是消食导滞的食疗方，只对积食引起的实秘有明显效果。而长期便秘的成因更复杂一些，调理起来也更棘手一些，需要家长耐心认真学习，做好打“长期战”的准备。

孩子长期便秘，更可能是虚秘

很多家长觉得孩子便秘是由热气导致的，其实绝大多数情况下的便秘，都和热气本身无关，其根源是脾虚。脾主运化，运化水液和食物，是气血生化之源。孩子反复便秘，长期被便秘困扰，通常是虚证便秘的可能性更大。

当孩子脾虚严重，津液不足，如同小船搁浅在无水的岸边，哪怕想要用气血强力助推“船”前行，孩子的气血也是虚亏不足的，这正是虚证便秘的形成原因。气虚血亏，肠道失于濡润，无力传导大便，归根到底就是脾虚。

孩子的生理特点是脏腑娇嫩，形气未充，就是说孩子的五脏六腑发育不完全，能力不足，其中脾的能力更不足，而脾是气血生化之源，所以孩子天生就有气虚、虚寒的体质特点，容易气虚血亏。虚证便秘的孩子，体质虚寒、气虚血亏的特质更明显。

很多家长不知道这一点，经常给孩子吃寒凉的食物，随意用寒凉的药物、抗生素等，这些都会造成脾胃更虚寒。临床上不少孩子在大病一场之后，或者使用抗生素之后出现长期便秘，就是这样一个道理。

如何判断孩子是否为虚证便秘?

虚证便秘一般病程长，容易长期、反复便秘。孩子大便不是特别干结，有便意却排不出或排出不畅，或呈前干后稀。孩子腹胀喜按，日常面色会比较白和黯淡。长期脾虚的孩子，鼻梁根部还经常有隐隐约约的小青筋，有黑眼圈，也就是中医说的气池青紫。

虚证便秘的根本原因是脾虚，这时候饮食就不能寒凉、太硬，也不能吃得太饱，如不能再给孩子吃香蕉、火龙果等凉性的水果来通便，效果也不会太好，反而可能会加重便秘。解决这类便秘一定要长期调理脾胃，改善孩子的脾胃状态，便秘才能有所改善。

所以说，虚证便秘和实证便秘的处理方法是不同的，一个需要补虚，一个需要泻实，有些调治思路甚至是相反的。

临床中，虚实结合的便秘也很常见

脾虚的孩子更容易积食，所以有时，孩子的便秘是虚实结合的。有的家长不经辨证，孩子一旦便秘就用新三星汤，结果发现刚开始几天，孩子的便秘有所好转，之后却又反复。新三星汤处理得好实证，但要处理虚证，还需要滋阴、健脾，以达到通便的效果。

用“小船”做比喻：滋阴，就是给河道增加水量，使小船能在河面畅游；健脾，为的是使气血充盈，增加助推船前行的动力。而在此之前，一定要检查孩子是否还有积食，若有积食，还要先清积食——把河道四周的淤泥垃圾先清走。

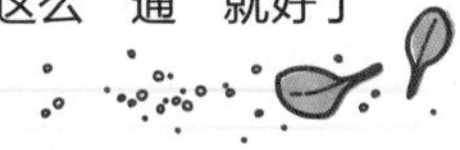

虚秘调理食疗方：滋阴健脾粥

党参核桃仁粥

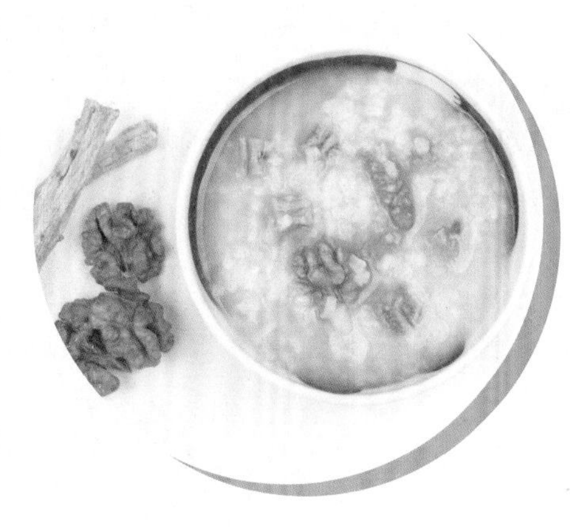

材料：党参 8g，核桃仁 15g，粳米 30g。

做法：所有材料下锅，加约 4 碗水，大火烧开后转小火煲至米粥软烂即可。每周服用不超过 2 次。

功效：健脾补益通便，适用于气虚便秘等症。

适用年龄：3 岁以上孩子，对证、少量多次分服。蚕豆病患者可服。

白术花生大枣糖水

材料：白术 10g，花生 10g，去核红枣 2 枚，冰糖 5g。

做法：所有材料下锅，加约 3 碗水，大火烧开后转小火煲至半碗，加冰糖调味即可。每周服用不超过 2 次。

功效：滋阴润肠，行气通便，适用于气阴两虚引起的便秘等症状。

适用年龄：3 岁以上孩子，对证、少量多次分服。蚕豆病患者可服。

如果孩子虚寒质明显，吃一点冷的食物都会不适，那么这种便秘的调理重点就要放在温阳补肾，润肠通便上。

核桃苁蓉粥

材料：核桃仁 15g，肉苁蓉 10g，粳米 30g，蜂蜜 5mL。

做法：核桃仁磨成粉状，粳米洗净与肉苁蓉一起加 4 碗水煮成粥，米粥熟烂后将核桃粉加入再煮，待无核桃生油气后即可食用，食用前可加蜂蜜调味。每周不超过 2 次。

功效：益肾益精，润燥滑肠。

适用年龄：3 岁以上孩子，对证、少量多次分服。蚕豆病患者可服。

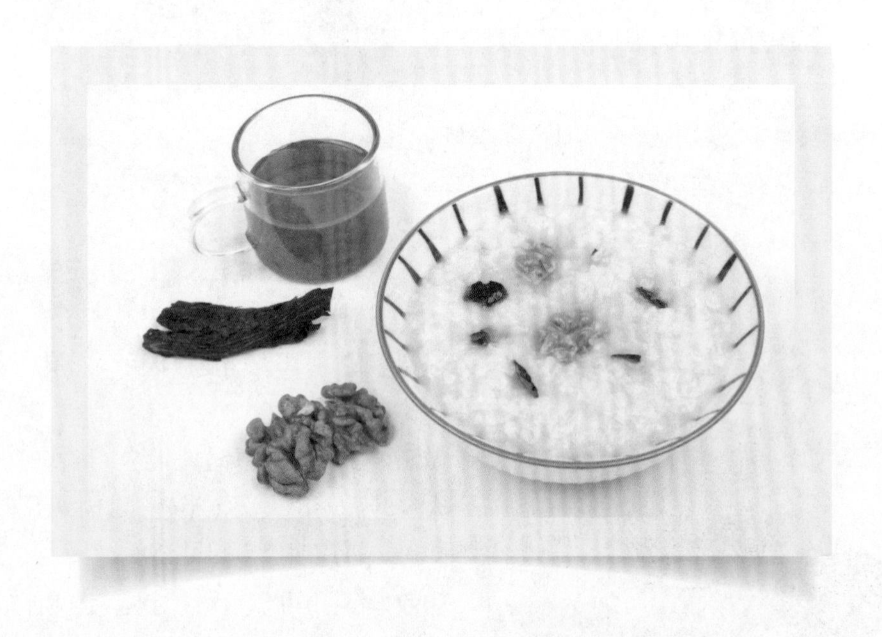

总的来说，无论孩子是哪种类型便秘，控制饮食，让孩子少吃点、不积食是调理的前提。如果孩子便秘了，就说明肠道已经堵塞不通了，再吃很多食物，只会加重堵塞程度，对缓解便秘有害无利。

及时消积化食，能很快缓解孩子短期便秘，但更难调理的是长期反复便秘。除了润肠通便，改善孩子体质才是根本方法，调理脾胃，慢慢把孩子体质调理好，便秘才会很少发生。

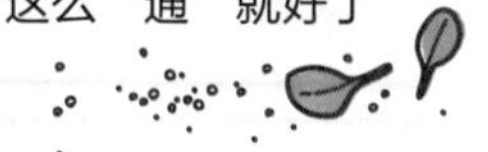

第6节

润肠燥首选此物食疗，小宝宝也能用

家长问：“教授好，孩子今年14个月，自从添加辅食后就断断续续有便秘的情况，3～4天大便1次，拉颗粒状的大便。您说的这些食疗方常常有‘3岁以上’的年龄限制，请问3岁以下的孩子该怎么办呢？”

早在添加辅食之初，孩子有便秘情况的时候，家长就要做出相应的措施，比如把奶冲稀、暂缓辅食等。如果当时家长疏忽了这点，如此日积月累地错误喂养，孩子的消化基础没打好，脾胃受损，相应的，脾虚、气血虚亏的症状也就更突出。说到底，孩子的大便出问题，尤其是便秘问题，往往都是喂养不当导致的。

所以，调理小孩子的便秘，一定要从饮食喂养入手，越是低龄的孩子，体质相对来说越是单纯、易调理。而等到孩子气虚质比较明显，虚证便秘反复时，服用三两天食疗方将很难快速调理好孩子的身体。调理孩子的虚证便秘，除了让其服用上一节中介绍的健脾滋阴食疗方，在注意饮食、润肠燥、小儿推拿等多方面，都要帮孩子做好，家长也一定要耐心帮孩子调理，不要心急。

本节介绍的这种润肠燥的家常食疗，没有添加任何药材，十分安全，给孩子喝的时候不用太过考虑次数限制，而且小宝宝也能喝。

“富人喝参汤，穷人喝米油”

“富人喝参汤，穷人喝米油”是一句民间谚语，可见米油食补功效之好。米油就是粥水煮得浓稠之后，在上层漂浮的油体，有健脾和胃、滋阴润肺的功效，最是养人。

孩子天生脾常不足，大补之物往往虚不受补，反而拖累脾胃；不如顺应体质特点，喝点米油润一润、补元气。《本草纲目拾遗》中也记载米油：

“黑瘦者食之，百日即肥白，以其滋阴之功，胜于熟地也。”正好满足了不少家长希望孩子白白胖胖的心愿。

米油可以用大米或小米熬制，我们日常生活中经常接触到的这两种五谷食物，其实各有食补功效：

大米	甘平，归脾、胃、肺经，能补中益气、健脾养胃、和五脏、通血脉
小米	甘咸、微凉，归脾、胃、肾经，能清热消渴、养阴生津、滋阴补肾

由于小米性味偏凉，所以建议用大米给孩子熬制米油更好，或者大米、小米同时下锅，用双米熬制成粥。

什么样的孩子适合喝米油?

便秘、高热刚愈的孩子喝米油，可补津液。孩子如果因缺水而便秘，那么可以喝点米油给身体补补津液，此外它还具有补肾健脾、利水通淋的食补功效。除此之外，刚退热的孩子津液是亏损的，这个时候除了多喝水，也适宜喝米油。

脾虚孩子喝米油可以补元气，濡养脾胃。大米作为“五谷之首”，营养价值高。它味甘性平，基本没有体质限制。孩子空腹喝大米熬制的米油，可以健脾养胃、补益元气。

小贴士

可将米油作为辅食让婴幼儿尝试

6~7月龄的孩子，已经可以吃辅食了，可以先尝试喂点米汤或米油。它对孩子的脾胃刺激性小，营养价值比较高。随着年龄的增加，还可以在米油中加入适量菜糊。注意，米油虽好，但始终是辅助性的食物，过于频繁地给孩子喂米油而弃其他主食不顾，是不可取的。

如何替孩子熬米油?

很多家长在动手的时候就开始发愁，跟着食谱熬米油，别人熬出来都是厚厚稠稠的，自己熬的却只有薄薄一层。是米不好，还是锅不对?

其实从选米到熬制，掌握诀窍才能熬出好米油。

选米：未经“雕琢”的米更美丽

有家长介绍经验，说加工工序较少的米熬出来的米油确实比精米要稠。这是因为，比起市面上卖的精米，加工工序较少的米有更多皮层和糊粉层。浓稠的米油就是由这些物质“炼”成的。

除了买加工工序较少的米之外，还可以选择更“接地气”的米。比如，东北的黑土地肥沃，种植环境得天独厚（水稻成熟期长、昼夜温差大），种出来的米支链淀粉含量高，软糯浓香，熬出来的米油也就更稠。同理，陕西地区的小米如此出名，和地理、气候原因也有关系。

下锅前：下锅的“姿势”很重要

熬米油用砂锅、铁锅都可以，甚至可以用电压力锅。而米下锅的时间和下锅时的状态，比锅本身更重要。

下锅前，要把米用冷水浸泡1～2小时。有家长认为，过长时间的浸泡和清洗会让米的营养成分流失，熬出来的米油就会减少。这种观点是欠妥的。无论是小米还是大米，煮前泡软一些，反而更容易煮烂出油。

下锅时：水微沸下锅

冷水下锅的米粒易沉底，熬煮的过程中就会粘锅。选择在锅中水微微沸腾时下锅，更容易熬出米油。

具体如何煮一碗黏稠、润肠燥的米油，可以参照以下方法。

大米油 / 二米油

材料：米 100g（如大米、小米混煮，比例约 1 ∶ 1），水 4 碗（约 800 ~ 1000mL）。

做法： 锅内注水，大火烧开；米下锅，转小火熬煮，中途可搅拌几次防止粘锅、溢锅，但不要多加水；待锅中粥水变浓稠，表面浮米油即可取米油温食。如选择用电压力锅熬米油，可以把浸泡好的米入锅，水量与上述一样，煲 40 分钟即可。

功效：滋阴润肠燥，健脾益气。

适用年龄：添加辅食后，即可对证少量、多次分食。蚕豆病患者可食用。

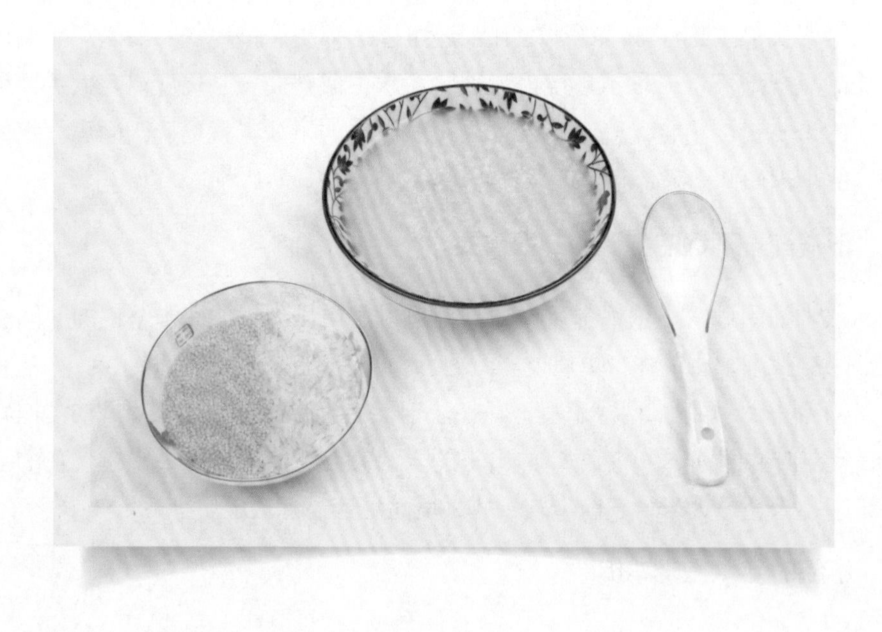

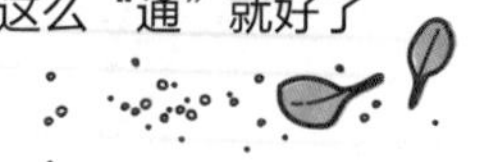

第7节

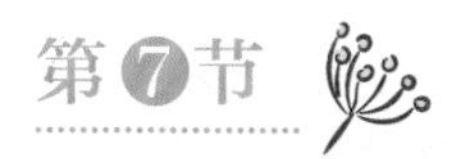

给孩子搓肚子，揉手指，助便意

除了食疗，家长还可以采用推拿的方法来缓解孩子的大便不畅。小儿推拿，不仅可以减少服药带来的副作用，还可以调节全身的气血运行。如果是在腹部操作的推拿手法，那么还可以促进肠道运动，进而缓解便秘。

很多3岁以下婴幼儿便秘，不宜服食疗方，小儿推拿其实是更优选择。前面的章节，我们学到了实证便秘和虚证便秘的调理方向是不一样的，因而治疗实证便秘和虚证便秘的推拿手法也是不一样的。

以下3种日常预防便秘的推拿手法，家长要辨证地给孩子用，并搭配前面章节所讲的方法给孩子妥善调护，如此才能消化好、不便秘。

日常预防便秘的推拿手法

容易经常便秘的孩子，无论过往是实证便秘还是虚证便秘，都可以用以下手法日常保健肠胃，预防便秘。

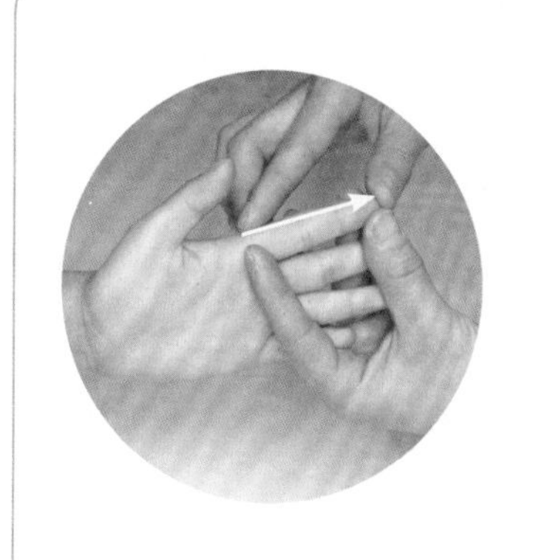

清大肠经 200 次

清大肠经可以清利肠腑，除湿热，导积滞，可以缓解孩子湿热、积食，身热腹痛，大便秘结等状况。

位置：在食指桡侧面，自指尖向虎口连成的一条直线上。

操作：自虎口推向指尖。

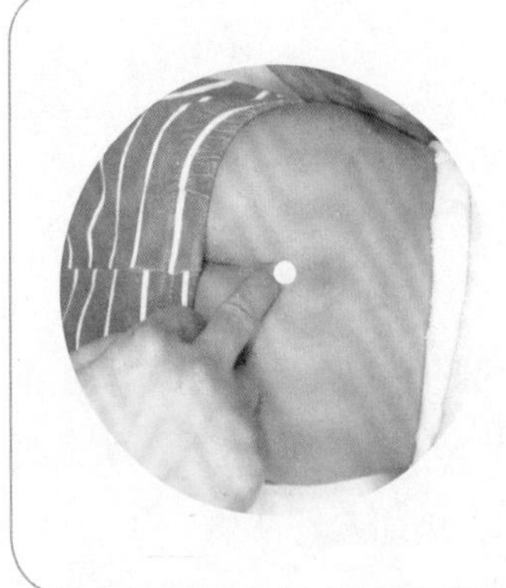

揉龟尾 1 分钟

揉龟尾穴能通调督脉之经气，有调理大肠的作用，对止泻、通便都有一定效果。

位置：位于尾椎骨末端，但临床多取长强（尾骨端下的凹陷中）。

操作：将指端置于尾骨前方揉之。

功效：调督脉之经气，调理大肠。

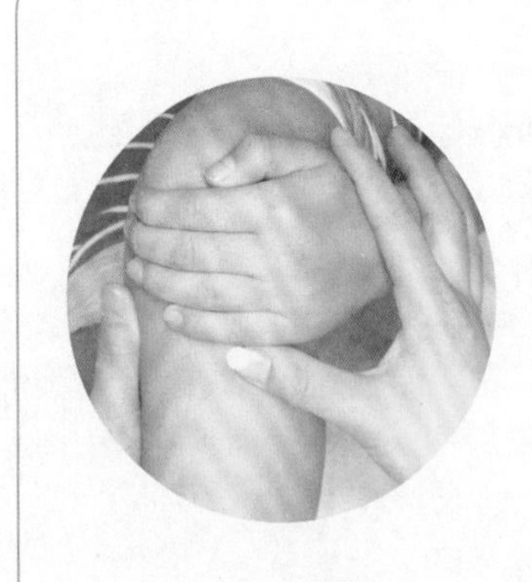

按揉足三里 3 分钟

足三里是“足阳明胃经”的主要穴位之一。按揉足三里可以起到调节机体免疫力、调理脾胃、补中益气、通经活络、助运化湿的作用。

位置：在外膝眼下3寸（孩子四个横指的宽度），离胫骨前缘一横指处。

操作：用拇指或食指按揉。

功效：健脾和胃，强身健体。

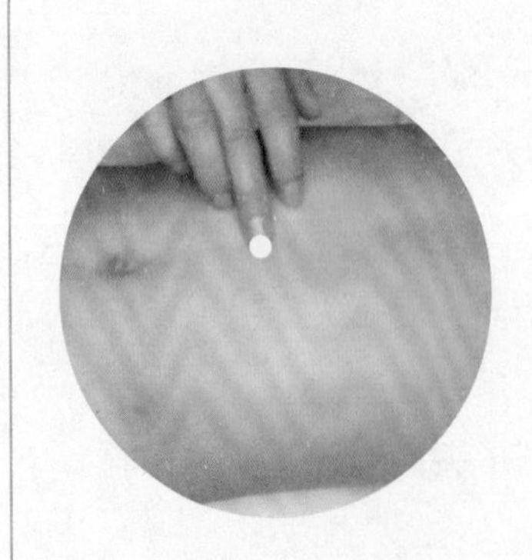

揉中脘 2 分钟

揉中脘具有消食导滞、健脾和胃的作用，可用于泄泻、呕吐、腹痛、腹胀、胃痛、积食、食欲不振等。

位置：在肚脐眼上方4寸处，剑突与肚脐连线的中点。

操作：用指端或掌根按揉。

功效：消食和中。

实证便秘推拿手法

实证便秘多是因为积滞郁热、燥热内结，所以调理的重点要放在顺气行滞、清热通便上。

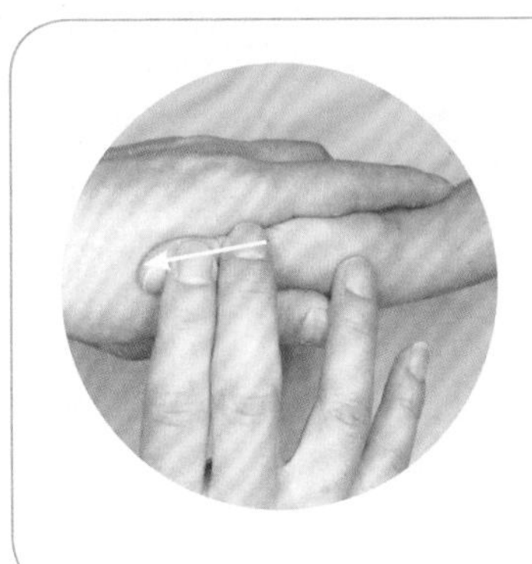

清脾经 100 次

清脾经具有清热利湿、消食化积的功效。

位置： 位于拇指桡侧缘，或在拇指螺纹面。

操作： 循拇指桡侧缘，由指根向指尖方向直推。

功效： 和胃消食，健脾胃。

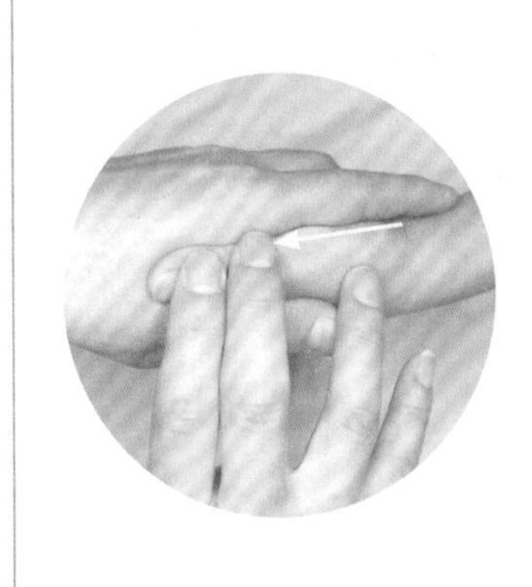

清胃经 200 次

清胃经具有清热化湿、泻胃火、和胃降逆、除烦止渴等作用，日常孩子消化不良时，就可用清脾经、清胃经手法。

位置： 从大鱼际桡侧边白肉际掌根至拇指根部。

操作： 用食、中二指螺纹面或拇指螺纹面，从掌根推至拇指根部。

功效： 和胃降逆。

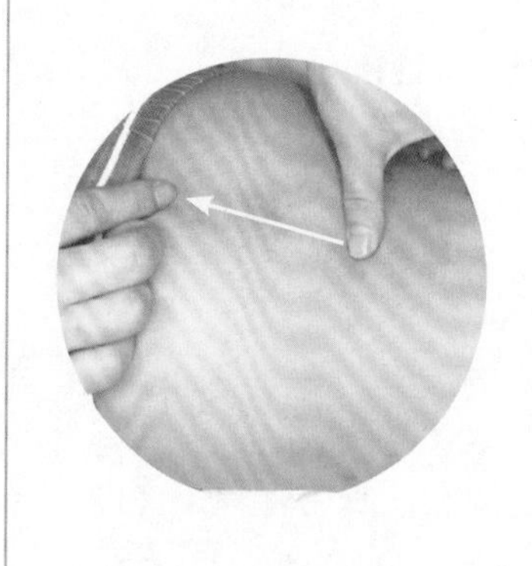

推下七节骨 100 次

推下七节骨能导滞通便，可用于便秘、伤食泄泻、口臭等，多与清大肠经、清脾经等合用。

位置：在第四腰椎至长强连成的一条直线上。

操作：用拇指桡侧面或食、中二指指面，自上而下直推。

功效：泄热通便。

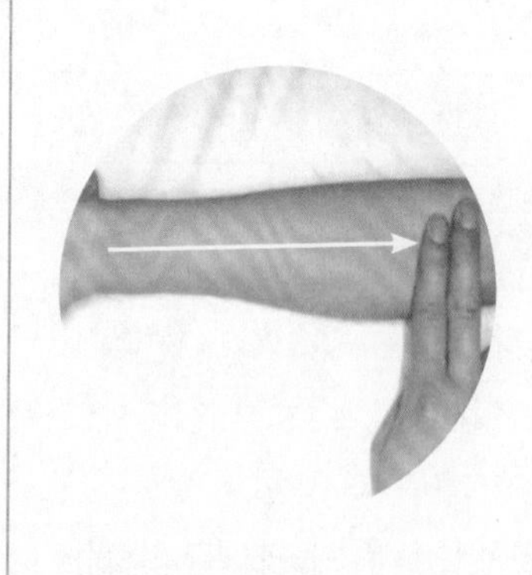

清天河水 100 次

清天河水具有清热解表、泻心火、除烦躁、润燥结之功。

位置：在前臂内侧正中，腕横纹至肘横纹之间的一直线上。

操作：用食、中二指指面，从腕横纹推向肘横纹。

功效：清热凉血，利尿除烦。

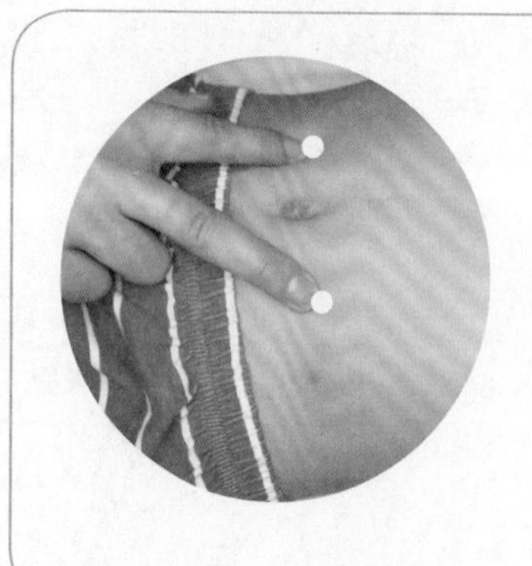

揉天枢 1 分钟

揉天枢具有梳理大肠、理气消滞的作用，主治腹泻、腹胀、腹痛、便秘、消化功能紊乱。

位置：在肚脐眼外侧旁开2寸的部位。

操作：用食、中二指来揉天枢。

功效：理气消滞，调理大肠。

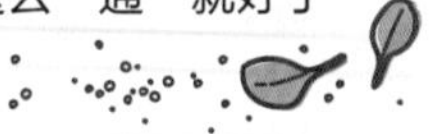

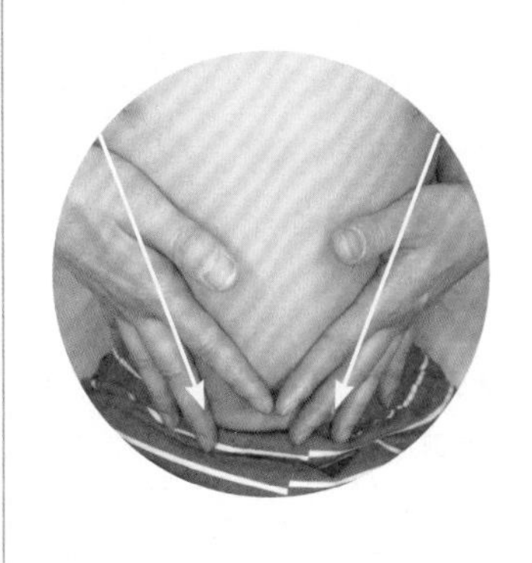

推（搓摩）两胁肋 1 分钟

《厘正按摩要术》中记述：“摩左右胁：左右胁在胸腹两旁胁膊处，以掌心横摩两边，得八十一次，治食积痰滞。”

位置：在两边肋骨，从腋下到两肋至天枢处。

操作：用两手掌从两胁下推至天枢处。

功效：消积滞。

虚证便秘推拿手法

虚证便秘大多是由于气虚血亏，肠道失于濡润，因而无力传导大便，归根到底就是脾虚。调理的重点自然要放在补虚上。

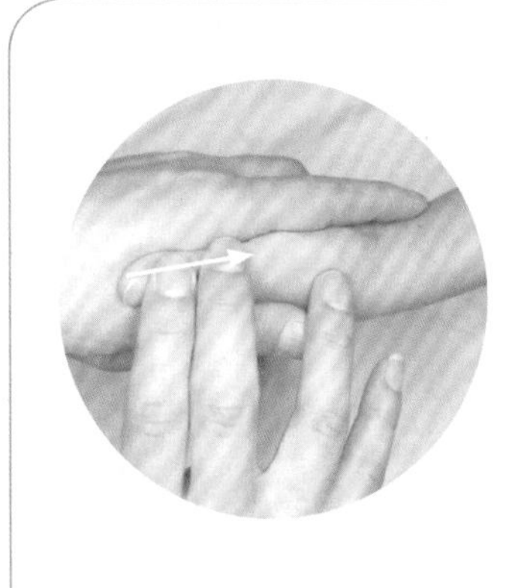

补脾经 300 次

补脾经能健脾胃、补气血，常用于脾胃虚弱、气血不足而引起的食欲不振、身体消瘦、精神萎靡、消化不良等。

位置：位于拇指桡侧缘，或在拇指螺纹面。

操作：循拇指桡侧缘，由指尖向指根方向直推。

功效：健脾胃，补气血。

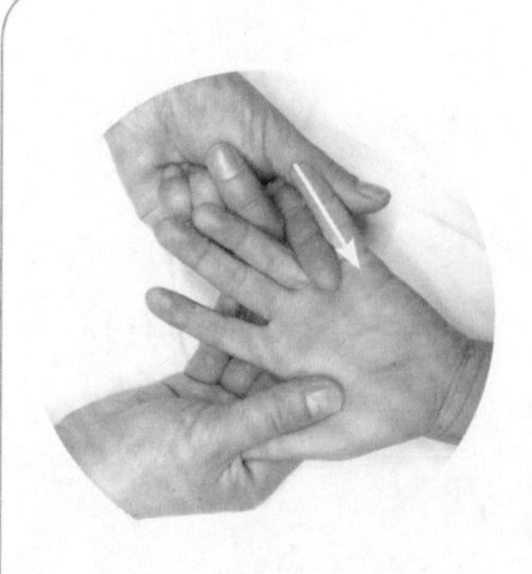

补肾经 200 次

补肾经具有壮命门之火、补肾益脑、温养下元的作用，主治先天不足、久病体虚、肾虚腹泻、遗尿、虚喘、膀胱蕴热、小便淋沥刺痛等。

位置：在小指末节螺纹面。

操作：从小指掌面指尖推向指根，反之亦然。

功效：滋肾壮阳，固涩下元。

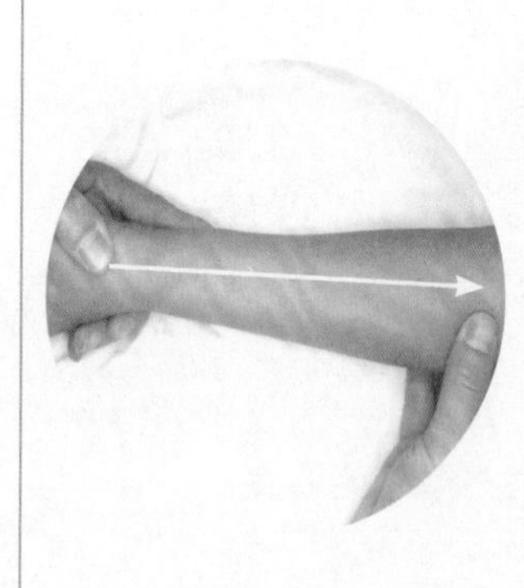

推上三关 100 次

推上三关能补气行气、温阳散寒，适用于手脚冰冷、腹痛、腹泻、四肢无力等。

位置：在前臂桡侧，腕横纹至肘横纹之间的一直线上。

操作：用拇指桡侧面或食、中二指指面，自腕横纹推向肘横纹。

功效：温阳散寒，发汗解表。

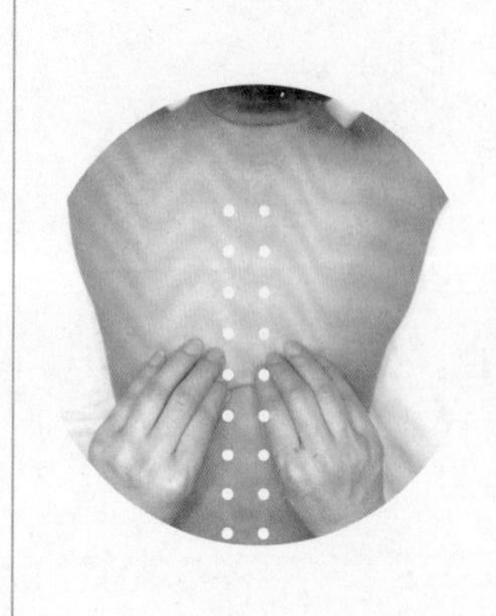

上捏脊 5 次

人体背部的正中为督脉，督脉的两侧均为足太阳膀胱经的循行路线。督脉和膀胱经是人体抵御外邪的第一道防线。捏脊可以疏通经络，达到调理脏腑的作用。

位置：位于腰背部正中间，从颈部的大椎到下腰骶部的长强，两个穴位连成的一条直线上。

操作：以捏三提一的手法自下而上捏提。

功效：调和阴阳，理气血，增强体质。

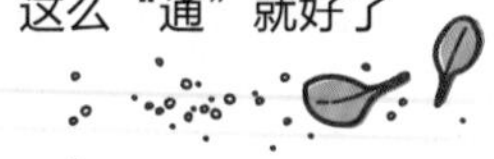

除此之外，每天帮孩子摩腹，对调节胃肠功能有显著效果。

摩腹有讲究，方向不同则效果不同

经常摩腹可使胃肠等脏器的分泌功能更活跃，改善大小肠的蠕动功能，从而加强对食物的消化、吸收和排泄。孩子日常保健推拿，还可以加上摩腹一项。不过，摩腹还有顺逆之分：

顺时针摩腹为泻法，可以促进肠胃蠕动，帮助积滞的食物排出，适合积食导致的实证便秘。

逆时针摩腹为补法，有健脾的功效，适用于中气不足导致的虚证便秘。

如果是日常保健摩腹，或孩子有虚证便秘，建议小儿推拿时加上逆时针摩腹3分钟、顺时针摩腹1分钟。

如果孩子有积食，伴有实证便秘，建议小儿推拿时加上顺时针摩腹3分钟、逆时针摩腹1分钟。

注意摩腹的手法，不能太用力使孩子不适。搓热掌心后，微微向下压，摩腹时手掌微微带动孩子肚子上的皮肉，就是最恰到好处又有效的力度。

小贴士

如何让孩子适应小儿推拿？

如果孩子刚开始不适应小儿推拿，那么家长可以先不做全套，从一两个手法开始做起，动作更轻缓些，次数适当减少一些，等孩子适应了再慢慢调整。相比摩腹等手法，孩子更容易接受清脾经等一些接触面积小的、作用在四肢上的手法，家长也可先从这些做起。

第8节

医案：开塞露都不管用的便秘，2招帮孩子调理好！

孩子的便秘问题，让很多家长发愁，小东妈妈也不例外。为了缓解孩子的便秘，小东妈妈花大量时间研究如何改善便秘，如做水果通便餐、用开塞露等，相信不少有类似烦恼的家长对这些方法都很熟悉，也都踩了不少“坑”。但是孩子的便秘状况非但没有好转，反而变本加厉，长期大便难、大便干，而且体质也很差，天气稍变就容易生病。

“孩子大便不畅，不能只盯着便秘问题，还要从孩子的体质、孩子的脾胃消化找原因。”偶然的机会下，小东妈妈认识了我。中医育儿对小东妈妈来说是一个全新领域。据小东妈妈说，初次尝试给孩子调理脾胃，真是“摸着石头过河”，没想到效果明显。

调理半年后，小东的大便问题基本得到解决，舌苔状况、口气也越来越好。往年只要气候突变就会患感冒咳嗽发热的小东，这一年居然能平安过冬不生病，一家人欢天喜地，尤其是老人家，也真正信任顾护好脾胃的育儿保健理念了。

如今，小东妈妈能自信而游刃有余地向其他家长介绍：调理好孩子的便秘，2招就够了！

了解孩子便秘的原因，立刻停用错误的通便方法

通过学习许教授的公众号推文和书，我才知道便秘分实证便秘和虚证便秘。而之所以之前给孩子通便的效果不好，又或者孩子刚好转没多久又“复发”便秘，完全是因为自己在用错误的通便方法给孩子通便。对照着相关知识点，我越看越忍不住责怪自己：“孩子积食那么严重，还给他吃那么多水果？”

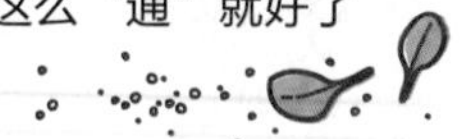

我又对照推文，发现孩子舌质很淡，平时手脚凉凉的，很难焐热，而且一到天冷的时候就容易得感冒、支气管炎，许教授说，这是孩子虚寒质比较明显的表现，连带着脾胃功能也会比较差，身体就很难助推大便。

通过这些最基础的学习，我立刻停掉了寒凉的水果和肉菜，只选用平性的食物喂养孩子。之前觉得非常有效的“通便”水果，其实是让孩子身体每况愈下的元凶，孩子的最长纪录，有足足8天没有大便！

许教授也说，刚开始不知道如何调理孩子的脾胃，不用太焦虑，也不要一心急就乱给孩子用食疗方，先从科学的喂养做起就好，这给了我不少宽慰。

随着学习的深入，我开始学习如何分辨孩子的便秘情况，其实并不难：

孩子如果平时没便秘，最近几天突然便秘，舌苔还很厚、发黄，舌头比较红，还有口气异味，一般就是积食引起的，调理的思路是给孩子助消化，首先减少进食高营养高能量的食物，其次可以稍微吃一点寒凉的食物清热。

如果孩子像小东一样，长期便秘，那么一般都和虚证有关，不过也不排除在虚证便秘的基础上，加上积食，属于虚实结合的便秘。那么调理起来，就要先处理实秘，再用健脾补虚的方法，调理虚证便秘。

孩子便秘，不仅要通便，更要顾护好消化、养好体质

小东的身体一直不好，最明显的表现是身高体重落后，神经发育落后，而且三天两头生病。在幼儿园中班那段时间，一个学期中，小东有半个学期是要请病假在家的。我们有去咨询营养师，给孩子用一些市面上比较“高级”的儿童营养品，想要增强孩子的免疫力，但效果都不是很好。营养师说：“任何疗效都不会立竿见影，要持之以恒。”

后来，在许教授的指点下，我才发现，把孩子养好，不是花大钱就可以的。我原本以为中医都是“慢郎中”，给孩子用了许教授的儿童食疗方、通

便方法之后，才发现只要用对方法，中医也能立竿见影。

小东之前连续1周以上热气上火，肛门通红，大便硬结难解，嘴巴里长了一串疱（口腔溃疡），口气异味很大，有股酸臭味，而且孩子的情绪非常烦躁，可能就存在虚实结合的便秘。

我突然想到，口气异味大很可能是积食的表现，于是我连忙查看孩子的舌苔，果真又厚又黄，是积食化热无疑。按照许教授的调理方法，我给孩子吃了3天新三星汤和四磨汤口服液，其间配合素食，连鸡蛋、牛奶都不给孩子吃，更多的是给孩子喝粥水润肠燥。等到了第3天，孩子的大便终于变软了一些，热气上火的症状也有所减轻。

从此之后，我养成了每天观察小东的舌苔、口气、大便、睡眠的习惯，同时时不时给孩子喝粥水、米油助便。孩子容易积食，每周1次的新三星汤助消化必不可少。偶尔孩子舌质偏红，有一点阴虚内热的表现，我就会在粥里加一点石斛或麦冬清热滋阴。如此1个月，小东的大便性状有了明显改善，但偶尔还会有3天左右不大便或大便偏硬偏干的情况。

处理这种虚证便秘，还需要用到健脾的食疗方给孩子打气。许教授的健脾食疗方有很多，但家长一定要经过实践尝试，选择更适合自家孩子的汤剂，而不是看到一种食疗方有健脾效果，就立刻给孩子服用。

比如，小东一喝太子参相关的食疗方就热气上火，我就转而为孩子选择更温和的新四神汤，健脾之余，通便的效果也比较明显。

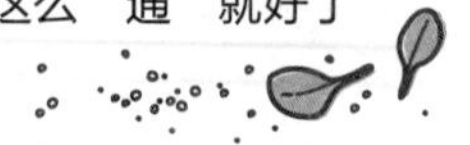

新四神汤

材料：山药 9g，白扁豆 9g，芡实 9g，南杏仁 9g。保持 1 ∶ 1 ∶ 1 ∶ 1 的比例。

做法：所有材料下锅，加约 4 碗水，大火烧开后转小火煎煮 1 小时即可，去渣喝汤。每周 1 ~ 2 次。

功效：健脾祛湿，止咳通便。

适用年龄：2 岁以上孩子，消化好、无病痛时对证、少量多次分服。蚕豆病患者可服。

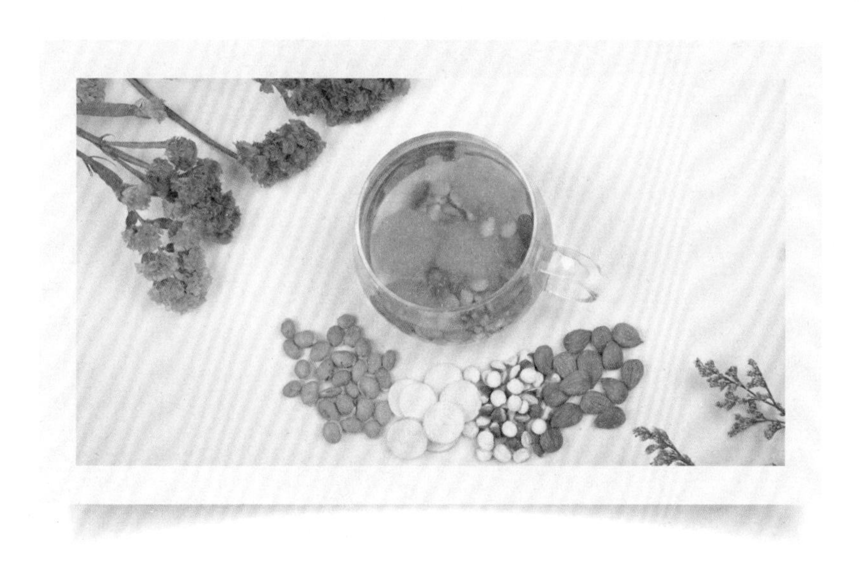

现在，我每天都给小东揉肚子摩腹，配合前面所说的顾护消化、适时健脾的方法，孩子极少再出现便秘的状况。这很可能是健脾真的有效果，孩子的吸收比之前好了很多，之前半年不长的个子，也往上蹿了3cm。

总结给孩子调理便秘的经验，其实就是要有恒心、细心。不能只看到便秘一个问题，要懂得孩子之所以便秘，其实就是脾胃消化方面出了问题。只要用对方法补救，孩子就能越长越好。

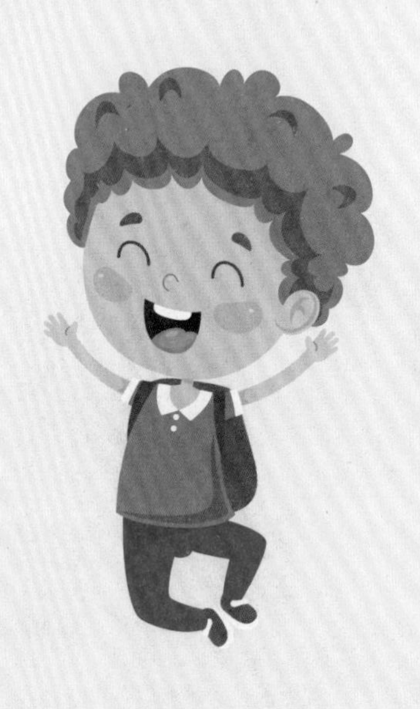

第7章 学会健脾益气，孩子的体质才会越来越好

只消积不健脾，孩子的脾胃功能不会在短时间内有很大改善。想要孩子脾胃消化好，长得好，用适合孩子的食疗方给孩子健脾，是呵护孩子脾胃至关重要的一环。

第1节

只消积，不健脾，孩子很容易越来越虚！

家长问：“我每周帮孩子煲1次新三星汤避免积食，孩子的舌苔看起来没那么厚了。可是，孩子还是不长肉，整个人看起来瘦瘦小小的，而且虚汗特别多。为了不让孩子积食，我平时连肉都很少给她吃，请问该如何改善孩子体质，新三星汤还该不该继续服用？”

中医调理中，消和补是相辅相成的。孩子有实证的时候，要用到消法，把不属于自己的外感病邪、积滞等驱逐出体外。而当孩子有虚证的时候，就要用到补法，把虚亏、缺损的部分补回来。

我们在帮孩子调理脾胃的时候，既要用好消的方法——在孩子身体有积食负担的时候，帮助孩子消食导滞，也要用好补法——用好食疗方，给孩子补脾气、补气虚，是让孩子脾胃健运的根本方向。

所以，这位家长光用助消化的新三星汤帮孩子助消化，是不够的。孩子气虚质的本质没有得到改善，也就很难在身高、体重上看到明显的调理成效。

当然，每周1次新三星汤预防积食，这一步是正确的。但千万要记住，新三星汤再温和，本质上也是一种消法。如果孩子本身没有明显实证，那么长期、过量用消法，也是损阳耗气的。因此，我不赞成天天给孩子喝新三星汤或其他助消化的食疗方。

那么，家长该如何用好消法和补法调理孩子的脾胃？我们要从孩子的体质特点学起。

孩子脾常不足，助消化之余，还要健脾益气

孩子的生理特点就是“脾常不足”，也就是脾的功能相对较弱。脾的能力不足，一旦摄入的食物过量，使其超负荷运转，或受到外邪的入侵导致其

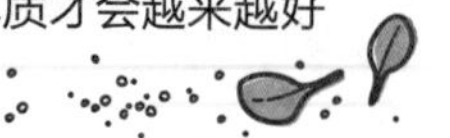

运化功能失利，吃进去的食物没有办法消化吸收，就会形成“积”。而积食又会反过来进一步伤脾。脾是后天之本，是孩子抵抗力的根本，脾旺则抵抗力强，脾弱则抵抗力弱。此外，身体对营养精微的吸收，靠的也是脾的运化能力。在脾虚的情况下，孩子的营养吸收也会相对较差。

在孩子脾胃长期受损的情况下，一味地消食导滞，前期的确会有短暂的效果。但如果家长没有把握好消积的度，也不注重顾护脾胃，没有健运脾胃，后期孩子就会越吃越没效，甚至会出现越吃越虚的情况。

孩子积食反复，甚至湿气重，根源也在于脾虚。想要减少孩子积食、湿气重的情况发生，助消化、祛湿滞都只是一种手段和方法，根本仍然在于脾胃健运。脾胃健运，水谷精微就能被很好地运化、吸收，水湿也能正常排泄到体外；反之，无论怎么消积、祛湿，积食和湿气很快会卷土重来。

所以，家长要明白，调理脾虚孩子的关键在于：消食导滞的同时还需要健脾益气、行气和中。

健脾之前，要给孩子做好什么？

家长每天坚持“10秒消化判断法”（记得是将孩子跟他自己做比较），观察孩子的舌苔、睡眠、大便、口气是否正常，若有1～2项不正常，尤其发现孩子的舌苔偏厚，则代表孩子有积食，就要及时吃软、吃少、吃素、吃三星汤。

但如果消食导滞了3天左右，效果仍不明显，就要慢慢恢复正常饮食，转而通过清淡饮食、七分饱的喂养法，让孩子的脾胃慢慢恢复健运，绝不能长期素食。同时不要进食过凉、过于甜腻的食物，尤其是酸奶、冰激凌、凉茶，等脾胃功能好转再增加饮食。只有以退为进，才能为脾胃赢得恢复的时间。等过7天左右，再视孩子的积食情况，考虑要不要吃素食3天、喝三星汤，必要时，还要考虑攻补兼施。

等到孩子消化好了、没有积食了，就可以开始给孩子用食疗方小补，补脾胃、益气健脾，是儿童补益的首选。

第❷节

这4种健脾食物，最适合给孩子食用

家长问：“想给孩子健脾，但孩子十分抗拒喝食疗方，一喂就吐、哭闹不止，哪怕用黄糖调味也没用。请问有没有其他方法可以帮助孩子强健脾胃功能？”

向我咨询这类问题的家长不在少数，有不少家长还很焦虑，很担心孩子不肯吃食疗方，就错失了让孩子健康成长的好方法。其实，给孩子服用食疗方，只是一种相对来说比较稳妥的健脾方法。更多让孩子消化好、脾胃健运的方法，就藏在我们的日常生活之中。

家长去超市、菜市场逛一圈，就能收获不少补益脾胃的食材，这些食材都是我们日常常见的食物，却能在餐桌上发挥非常不错的食养功效。而且，对于担心给孩子长期服用中药材会产生副作用的家长来说，日常食物用起来会更安心。

当然，这种担心其实是没有必要的，在我的儿童食疗方中，选用的材料大多属于药食同源，而且用量配伍把控得十分克制，是符合孩子身体特质的。

有哪些适合孩子常食的健脾美食呢？

南瓜：小补暖中瓜

南瓜性温，味甘，入脾、胃、肠经。有补中益气、润肺化痰的功效。它既偏温性，又入脾经，在没有热证（也就是日常常说的热气上火）的情况下常食用，最能改善孩子偏虚寒、畏寒怕冷的底子。

而且，它还能保护胃肠道黏膜，促进胃肠蠕动，帮助食物消化。同时它富含南瓜多糖，能通过活化补体等途径调节免疫系统功能；还富含促进上皮组织生长分化、促进骨骼发育的类胡萝卜素。

南瓜蒸煮后口感细腻温和，消化能力弱的孩子吃了也不易积食，比较适合孩子的做法是南瓜饭。

南瓜饭

材料：大米、南瓜比例 2 ∶ 1。

做法：南瓜切片，大米淘洗干净，一同放入电饭锅蒸熟，拌匀即可食用。

功效：健脾益气，适用于脾胃虚弱、营养不良的症状。

适合年龄：2 岁以上孩子，对证、少量多次分食。蚕豆病患者可食。

注意：孩子消化好时，可加一小把花生碎，一起蒸熟拌匀，可增强补益食疗功效。

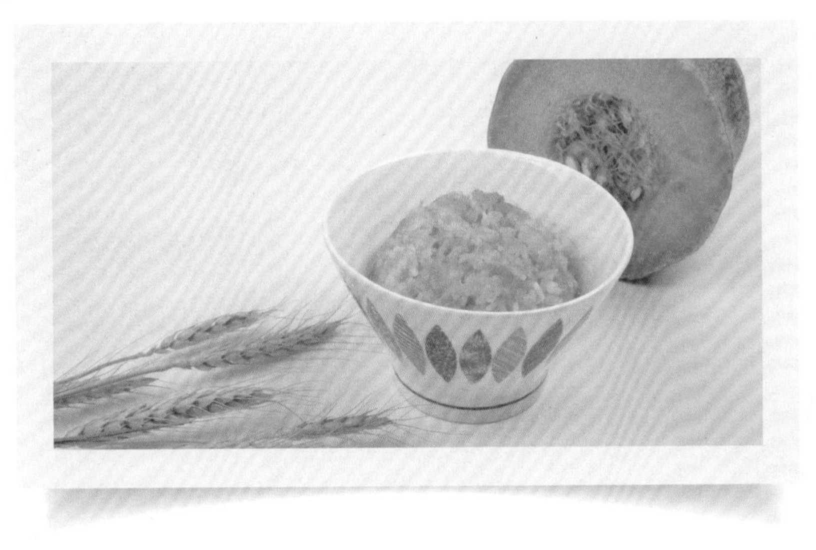

鲜山药：脾肺肾全补

山药性平，味甘，归脾、肺、肾经，能健脾养胃、滋阴生津、补肾益肺，是补脾阴和脾气的佳品。山药有以下几种分类。

鲜山药：新鲜山药的口感最好，可用于制作糖水、点心，煲粥时多使用新鲜山药。它的药用价值相较干山药低一些。

干山药：干山药的药用价值更高，日常食疗多用干山药。给孩子调和脾胃，更多选择干山药。

炒山药：炒山药经过高温和失水处理，黏液被烘干了很多，养阴的作用就变小了，但温燥的作用更强，所以功效以补益脾肾为主。炒山药的药性强，所以需要在医生指导下使用。

日常烹煮三餐时，可以选择鲜山药，虽然药用价值没有干山药、炒山药那么高，但鲜山药口感好，孩子更喜欢，也可以作为日常美食经常食用，没有太多限制。

素炒山药片

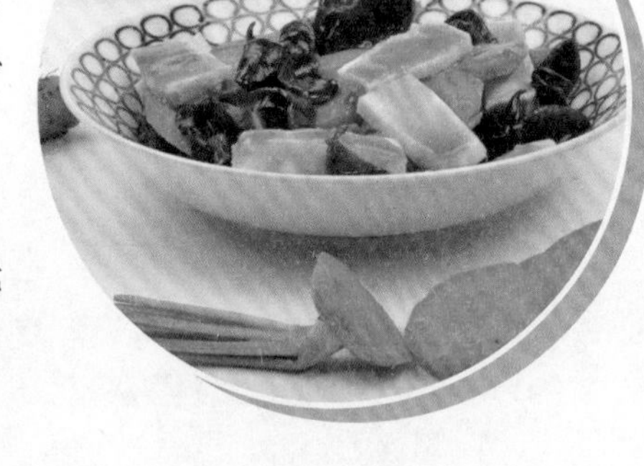

材料：鲜山药 20g，黑木耳 15g，胡萝卜 20g，油、盐适量。

做法：山药、胡萝卜切片，黑木耳撕小块，油烧热后放入山药、黑木耳、胡萝卜，炒熟调味即可。

功效：健脾和胃。

适用年龄：3 岁以上孩子，消化好、无病痛时对证、少量多次分食。2 ~ 3 岁可食少量，山药煮软烂，木耳切细碎。蚕豆病患者可食。

豆制品：益气和中，生津润燥

豆制品是以豆类为原料加工而成的食品，如豆腐、腐乳、豆浆、豆豉、腐竹等。豆类经过加工后，不仅蛋白质含量不减，还更容易被消化吸收，聪明的家长自然不应错过用豆制品给孩子补益、调理的机会。

比如，豆腐性凉，味甘，归脾、胃、大肠经，具有益气和中、生津润燥、清热解毒的功效。“金秋豆腐似人参”，现代研究表明，豆腐的营养价值较高，含有非常丰富的铁、镁、钾、烟酸、铜、钙、锌、磷、叶酸、维生素B_1、卵磷脂和维生素B_6，又被称为“植物肉”。

《本草纲目》中也赞豆腐“主治宽中益气，和脾胃，消胀满，下大肠浊气，清热散血”。在孩子消化好、无病痛的时候，可以用豆腐搭配其他食材给孩子吃。

蘑菇竹笋豆腐

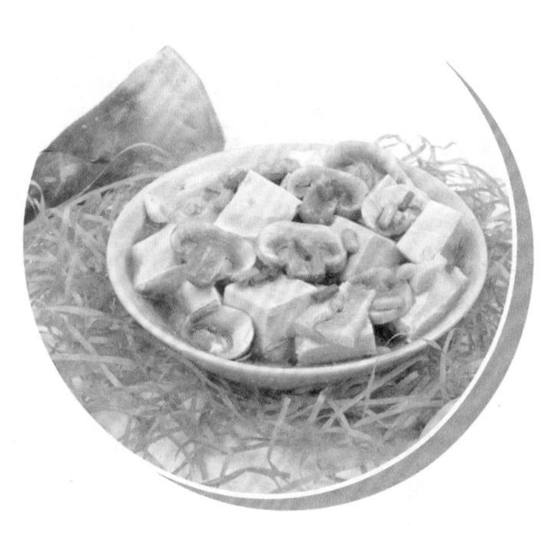

材料：豆腐 1 块，竹笋 50g，蘑菇 50g，葱花少许，油、盐、生抽、水淀粉适量。

做法：豆腐切块，竹笋、蘑菇洗净切片，焯水沥干；用油起锅，放入食材炒匀，加半碗水，放入盐、生抽，炒匀后加水淀粉勾芡，关火撒葱花即可。可作为日常食疗常食。

功效：补中开胃。

适用年龄：3 岁以上孩子，消化好、无病痛时可食。蚕豆病患者可食。

还可以用豆子煲食疗糖水。比如，儿童三豆饮是我根据孩子的体质特点，自古方“三豆饮”改良而来的保健方，主要由红豆、黑豆、赤小豆三味药食同源的食药材组成，具有健脾、益气、祛湿的功效，适合孩子健脾保健用。

儿童三豆饮

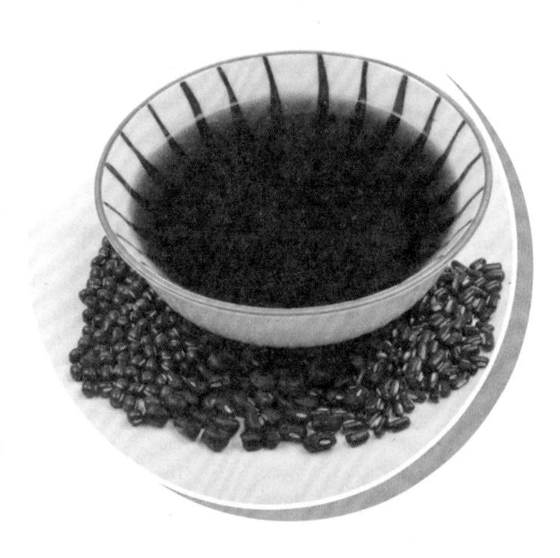

材料：红豆 15g，黑豆 15g，赤小豆 15g，冰糖或者黄糖适量。

做法：所有食料下锅，加约 3 碗水，大火煮开后转小火煮至豆子软烂即可。可加少量冰糖或黄糖调味服用。每周不超过 2 次。

功效：健脾祛湿。

适用年龄：2 岁以上孩子，消化好、无病痛时少量多次分饮。蚕豆病患者可饮用。

猪瘦肉：最容易被忽略的平补肉类

平时最常吃、最容易被忽略的补虚食物，可能就是猪肉。猪肉性平和，味甘咸，有补气润肺、滋阴补血的功效。

可千万不要觉得猪肉不及牛羊肉补。牛羊肉补，但它们偏性大，对孩子脾胃要求也高，年龄较小、体质较虚的孩子，稍微吃一点就会积食。而猪肉没有牛羊肉偏性大，适合绝大多数孩子食用。《随息居饮食谱》中记载猪肉“补肾液，充胃汁，滋肝阴，润肌肤，利二便，止消渴，起尫羸”。“尫羸”有体虚羸弱的意思。在孩子消化好、无病痛的前提下，我常会建议家长在给孩子煮补益类食疗方时，加一小块猪瘦肉作滋补用。

但给孩子吃猪肉要控制量，发现孩子消化不良，或将积未积的时候，不要吃猪肉，最好用素食补救，给脾胃休息的时间。

平时脾胃虚弱但最近没积食的孩子，可以吃少量瘦肉片或瘦肉碎——注意不要用大人的食量估量孩子，吃两三块排骨就积食的宝宝不在少数。

我的一些偏补益扶正的食疗方，有时会放50g左右的猪瘦肉，增加它的补益功效：年龄小、脾胃虚弱的孩子，建议只喝汤，不吃汤渣、不吃肉；年龄大一点的，最近身体状况还不错的孩子，喝汤的同时还可以吃少量肉渣。

小贴士

孩子食养小贴士

① 给孩子进食有明显补益食养功效的食物时，最好让孩子在消化好、无病痛时食用，那样补益的效果才明显。

②食物偏性要注意：性味以平性为佳，体质虚寒的孩子可以适量吃偏温性食物，但不建议选择过于温燥的；如果要吃寒凉的食物，最好用温性食物中和。

③食用时必须考虑到孩子的食量，食物再好，也不宜过量食用。

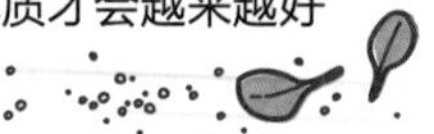

第3节

健脾食疗方，怎么用对孩子来说最好?

家长问：“教授您好，一直跟着您学习调理脾胃，见您推荐了很多补益的食疗方，有的是补气虚的，有的是补脾肺的，感觉都与我家孩子对证，能否每隔一天给孩子补一种？”

脾胃对孩子的重要性不言而喻，“四季脾旺不受邪”，脾胃直接决定了孩子的抵抗力。而且，适合孩子的食疗方有很多。爱子心切的家长，自然想多多益善。那么，孩子是不是应该尽快健脾、天天健脾、任何情况下都可以健脾呢?

在学习了前面的章节后，家长就应该明白一个道理：真正对孩子好的养育方法，并不在量多，而在于对证和适合孩子。再好的东西，也要提防孩子“贪多嚼不烂”，也就是说，健脾应该把握好时机并控制好量。

绝大多数能健脾、补益的食疗方是不能每天喝的。通常每周服用1～2次就足够了。而且在喝之前，必须保证孩子消化好、没病痛。若给孩子补益的时机不对，健脾很容易变成伤脾!

以下 3 种情况，家长应慎用健脾食疗方

3 岁以下的婴幼儿

我不主张3岁以下的孩子经常喝汤调补，尤其是含有药材的食疗方。这个阶段，孩子的脾胃功能和肝肾功能都是非常不成熟的，健脾需要学会判断孩子是不是吃得过多，不要过度喂养损伤孩子脾胃，要让孩子的消化系统处于良好状态。

家长最爱问的问题就是：1岁的孩子能不能喝？几个月的孩子能

不能喝？这样提问的家长都是没有先学好顾护脾胃的基本方法的，那么就不如不用食疗，吃什么不是最重要的，方法和原则才是真正的“神器”。这也是为什么我的食疗方中，大多写着“3岁以上辨证合适用”。

明显积食、消化不好

孩子积食、消化不好的时候，喝各种补脾健脾的汤，根本就吸收不了，只会给脾胃带来更多负担，加重积食的情况。最后，本来想帮孩子健脾，反而进一步伤害了脾胃。这种情况应该先助消化，消化好了再健脾。

病中和病后初愈

孩子生病或者病刚好的时候，很多家长会忙着给孩子煲汤，想通过补脾益气让孩子好得更快。但事实上，病中肠胃能力是非常弱的，病后也要1～2周才能恢复，此时进补无异于增加肠胃负担。

孩子病好了，最好继续吃两三天易消化的素食，根据消化情况一点点、试探性地逐渐增加食物的种类和量，直到孩子的脾胃消化功能彻底恢复正常，没有积食、精神状态不错、胃口好，再考虑给孩子食疗补益。

最适合孩子的健脾食疗方是什么？

对孩子来说，没有最好的，只有最适合的。

每个孩子的体质不一样，健脾的方子也不一样。一般来说，气虚质是每个孩子都有的体质特点，所以健脾方多是以健脾益气为主。其中最为推荐太子参和白术这两味药材，不仅效果好，药性也很温和，非常适合孩子，代表性的食疗方是“健脾养胃方”。

但如果孩子体质特点是阴虚质、痰湿质、湿热质、气郁质，就不大适合

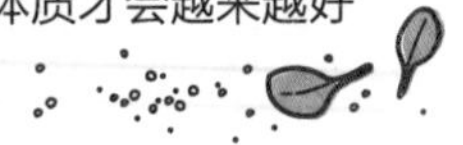

健脾养胃的食疗方了。

这些常见的健脾食药材，建议家长先弄懂它们的基本功效，再根据孩子的身体特质选择。以下为这些常用健脾食药材的功效和常用量：

健脾和胃：山药（10g）、白术（10g）、茯苓（10g）

山药（干）：性平，味甘，能健脾补肺、固肾益精。

白术：性温，味苦、甘，能健脾益气、燥湿利水。

茯苓：性平，味甘、淡，能健脾和胃、宁心安神。

益气健脾：太子参（5 ~ 8g）、黄芪（5 ~ 10g）、五指毛桃（10 ~ 15g）

太子参：性平，味甘、微苦，能益气健脾、生津润肺。

黄芪：性温，味甘，能补气固表。

五指毛桃：性平微温，味甘，能健脾补肺、行气利湿。

理气健脾：陈皮（1 ~ 3g）

陈皮：性温，味苦、辛，归肺、脾经，能理气健脾、燥湿化痰。

所谓理气，指的是调理积食、脾虚等造成的体内气机不畅运。小小的陈皮就足以带来很大的助推力。但是，陈皮吃多了，功效过强，会让孩子损气泄气。所以陈皮的服用量不能过多，在泡陈皮水、煲汤、煲粥的时候，加入1 ~ 2g的陈皮就足够了，且最好一周内总的服用次数不超过3次。

祛湿健脾：芡实（10g）、炒薏米（8g）、白扁豆（15g）

芡实：性微温，味甘、涩，能补脾祛湿、固肾止泄。

炒薏米：性凉，味甘、淡，能健脾渗湿、清热止泻。

白扁豆：性平，味甘，能健脾化湿、和中消暑。

其实，最简单的健脾食疗方是，对证选以上一两种食药材入粥，给孩子喝半碗粥水补益，每周1 ~ 2次。喝前别忘了大前提：消化好、无病痛时，才考虑健脾补益；有积食时，先给孩子消食导滞，给脾胃健运扫除障碍、打好基础，这样孩子才能补得进、补得好。

第4节

经典健脾食疗方白术佛手汤

家长问：“教授好，用太子参给孩子健脾益气，孩子一吃就上火，请问有没有更温和的食疗方？”

孩子消化好时就要积极健脾，脾虚的孩子最需要补的是“脾气”。“脾气”指的是脾的功能及其赖以产生的精微物质或动力。小儿五脏六腑成而未全，全而未壮，中气肯定是不足的。古籍《幼幼集成》说：“小儿气血未充，一生盛衰之基，全在幼时，此饮食之宜调。”大致意思是，人一生健康的基石，都是在孩童时期，这时候的调养非常关键。所以家长要帮孩子健脾，首先要补脾气。

帮孩子补脾气，我最常用的是太子参和白术，但太子参补益的力度更大。有些孩子脏腑娇嫩，体质敏感，很容易一补就上火，这时候可以用更温和的白术。

白术，小儿健脾首选食药材

白术性温，味苦、甘，归脾、胃经，能健脾益气，燥湿利水，可升可降，阳中阴也，被古人称为“补气健脾第一药”。

提到补气，尤其是补脾气，太子参会更胜一筹，但是对于脾虚的孩子来说，我会更常用到白术，一来是由于白术更温和，补益力度没那么强，二来是因为白术有燥湿利水的功效，这对于脾虚的孩子很重要。

脾虚的孩子脾胃运化不利，水湿内停，无法排出体外，在体内堆积成为“垃圾”，影响五脏六腑的运作。脾喜燥怕湿，最怕被湿邪所困，在潮湿的春夏季，脾虚湿困的症状会更明显。如果不及时地祛湿，到了秋冬季脾失健运，水湿不能气化，从而凝滞聚结成痰，上贮存于肺；又或是长期脾虚导致的日久积食，郁而化热，炼液成痰，上犯于肺，就会导致咳嗽。

《黄帝内经》中记载的“秋伤于湿，冬生咳嗽”就是这个道理。因此，脾虚的孩子用白术来健脾燥湿是最合适的。

白术健脾，首选白术佛手汤

我最常推荐孩子用的健脾食疗方就是白术佛手汤，前面我在讲给孩子攻补兼施时，也介绍了这道食疗方：将它与三星汤共煮，配合素食连续给孩子服用3天，主要对证本虚标实、脾虚明显、反复积食、没有健脾机会的孩子。

消化状况比较好的孩子，其实也可以直接用白术佛手汤健脾。它由白术、佛手、土茯苓、陈皮四味药组成，整个方剂是比较温和、适合孩子的。一般情况下，孩子消化好、无病痛时都可以服用，每周1～2次。

白术佛手汤

材料：白术10g，佛手6g，土茯苓15g，陈皮2g。

做法：所有食材清洗干净后放入锅中，加约4碗水，小火熬煮至约1碗，即可晾温服用。每周1～2次。

功效：补脾健胃。

适用年龄：3岁以上孩子，对证、少量多次分服。蚕豆病患者可服。

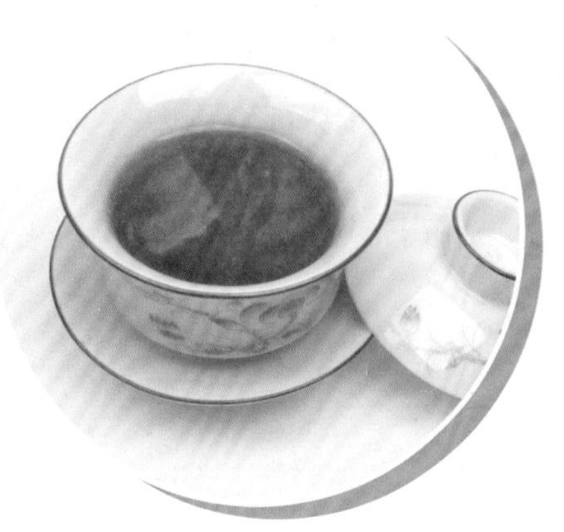

其中，白术能健脾补气，佛手能疏肝理气，加强对中焦脾土的呵护，而清热祛湿的土茯苓，能中和偏温的白术、佛手、陈皮，让全方健脾的力度更温和、安全，适合脾虚且容易积食的孩子。

有家长说，白术佛手汤会有一股药味，孩子不肯喝。这种情况下，家长可以在汤中加入适量的黄片糖调味，中和白术的苦味。但不建议家长加蜜枣，蜜枣偏滋腻，容易碍脾胃，不建议脾虚的孩子用。

喜欢喝肉汤的孩子，也可以在白术佛手汤中加入50g瘦肉。如果孩子日常消化功能不好，容易积食，那么家长可以不加瘦肉，或加瘦肉煲汤后，让孩子只喝汤。

第5节

孩子一健脾就热气，难道真的不适合补益？

家长问：“许教授好，我严格遵循科学喂养原则，现在孩子没积食了，想给她健脾扶正，可孩子一吃补益的汤方就上火，甚至用1g太子参泡水喝都上火，是不是阴虚太严重导致的？”

孩子没吃煎炸、温燥食物也上火，是家长养娃路上常遇到的烦心事。家有“火娃”，搞不明白“火”从哪来，给孩子“灭火”的方法就很可能出大纰漏。

儿为虚寒，街头凉茶铺的凉茶多依照成年人体质准备，常用大寒的中药材，并不适合孩子。很多家长又问：“不喝凉茶，那该怎么给孩子‘灭火’？”

我们先分析产生这种“无名火”的原因。

为啥孩子一吃“孩儿参”就上火？

太子参药性很平和，不像人参、鹿茸那样峻猛，尤其擅长补气滋阴，以补脾气、补肺气为主。孩子脾常不足，肺常虚，补的时候最好清补平补，不能用力过猛。由于孩子和太子参很投契，太子参也常被称为“孩儿参”。如果孩子连平和的太子参都承受不住，这就证明孩子已经虚不受补了。

很多家长不懂孩子为什么虚不受补，这要从孩子的体质讲起。

肾是人体天然的“大粮仓”，冬天孩子体质强不强，关键在于肾敛藏阳气的能力高低。可是，如果孩子肾功能偏虚，很难固摄体内阳气，阳气就会拼命地往外“逃逸”。这些阳气会散发到人体的表面或上部，引起一系列的上火症状，比如口腔溃疡、喉咙红肿、睑腺炎，甚至脸上长痘痘，这种情况在中医被称为 “虚阳上浮”。

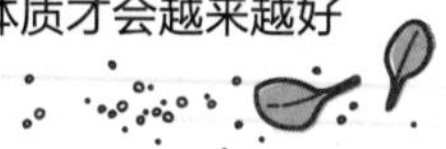

举个例子就很好理解了：

老一辈家长会观察宝宝的拳头是否能攥紧，以此判断宝宝是否健康“好养”——其实就是看孩子体内的气足不足。同样的，身体里无形的“小手”要是太虚，攥不紧阳气，很容易使阳气虚浮到体表，变成“热气”，绝大多数孩子虚不受补，都是这个原因。

虚寒的“火娃”该如何灭火补虚？

可以通过以下方法先对孩子进行简单的辩证：

看舌头	舌体淡白，舌苔厚甚至发黄——证明体质虚寒，但目前有湿热
看热气	有口疮、烂嘴角，舌头有红点——证明心肺有热
摸手脚	手脚冰凉，肚子也经常偏凉——证明体质虚寒，脾为湿困，气机不畅

如果孩子出现以上内寒外热、兼有积食的情况，暂时就别吃太子参，需要先清积食。

其实，孩子虚热，脾胃常无力运化，多多少少会有积滞生热，无论如何，消积食应当是首位；除此之外，调理的这段时间，尤其要清淡饮食，减少肉、蛋、鱼的摄入，做到“吃软吃少吃清淡，少食多餐七分饱”。

如果孩子的消化状况比较好，但仍然一补就热气，可更换太子参。给孩子健脾理气的食药材还有很多，如白术、山药等都是好选择。

白术芡实汤

材料： 白术 15g，芡实 10g，猪瘦肉 50g，盐适量。

做法： 白术和芡实下锅，加约 2 碗水，大火煮开后转小火煲 30 分钟，加猪瘦肉，再煮 10 分钟即可加盐调味服用。每周 1 ~ 2 次。

功效： 健脾养胃，利水祛湿，适用于胃口差、大便稀等症状。

适用年龄： 3 岁以上孩子，消化好、无病痛时，少量多次分服。蚕豆病患者可服。

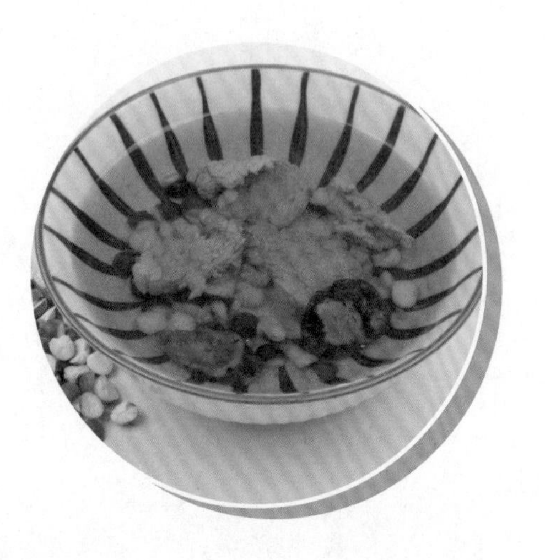

三味健脾粥

材料： 山药 10g，白扁豆 15g，去核红枣 2 枚，大米 50g。

做法： 白扁豆提前浸泡 3 小时，所有食材下锅，加约 3 碗水，大火烧开后转小火煮至米粥软烂即可。每周 1 ~ 2 次。

功效： 健脾开胃，化湿和中，益气养血，适用于体虚不受补而需要平补脾胃的孩子。

适用年龄： 3 岁以上孩子，消化好、无病痛时，少量多次分服。蚕豆病患者可服。

总而言之，孩子虚不受补，就要把补的力度再放平和些。除了上面所说的食疗，更多把消化系统顾护好的方法，其实就蕴藏在日常的饮食喂养中，而且最好顺应天时给孩子补虚。

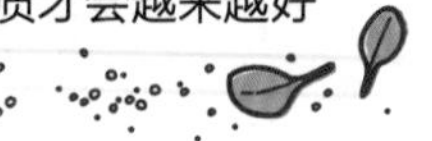

第⑥节

医案：胃强脾弱的孩子如何积极健脾，半年长高6cm？

前文讲到，孩子一健脾就热气，有可能是身体太虚，以至于无法承受比较厚重的补益，在选择健脾食疗方的时候，就要替孩子选择那些相对更温和的食药材。而小新的情况，和虚不受补不太一样，却同样不太适用寻常的健脾食疗方。

让小新的家长苦恼的是，小新经常积食积热，很容易喉咙发炎、上呼吸道感染；平时明明吃很多，但仍然不长肉，整体有些偏瘦弱。这也是小新的家长急切地想找到适合小新的调补食疗方的原因。

其实，这种情况在中医儿科中越来越常见，是长期饮食不当造成的脾胃受损、胃强脾弱。我们在本书第2章第6节也有讲到类似的案例。

在得知胃强脾弱的调理方向是控制孩子饮食后，小新妈妈一时难以接受：孩子已经生长发育落后了，难道不该赶紧补虚吗？

通过系统的学习，小新的家长这才了解到脾胃运化营养精微的原理：孩子天生脾胃就偏虚弱，想要脾胃健运，给孩子提供充足营养，就不能再用过量的食物、补益食疗方使脾胃受损了。

如何调理，使胃强脾弱的孩子能补得进，脾胃逐渐恢复健运？小新妈妈通过学习交出了一份优秀的养娃答卷。

孩子的胃强脾弱是家长惯出来的

有一天，我下定决心和孩子约法三章：“从今天起，咱们全家健康饮食，吃少、吃软、吃清淡。”这是因为，我在许尤佳教授的公众号中了解到，小新之所以能吃不长，就是因为胃强脾弱。

什么是胃强脾弱？这对我这个中医“小白”来说可是个新词。原来，孩子不是吃得越多越好。吃得多了，若孩子脾常不足、虚寒质，就很容易积食。积食久了，入里化热，胃就会无法正常工作，草草消化一番就把吃进去的食物丢给脾去处理了。

正因为如此，这类孩子的胃经常很空，难怪我家孩子会经常喊饿，而且饭量惊人。过去我总以为，这种胃口大是好事，甚至看着孩子的小身板，还鼓励孩子多吃。

跟着许教授学习中医育儿之后，才明白这种“胃口好”并不是好事。孩子天生脾胃虚寒，本身就很容易积食。像这样无节制的吃法，孩子肯定长久积食，受损的脾无法正常运转，精微营养无法化生并濡养全身，所以孩子哪怕吃很多，都不会长肉，甚至会营养不良。

除了身体体质偏虚弱，我家孩子的脾气还不太好，易怒易哭，敏感任性，本以为这是娇纵出来的，后来也是通过许教授的指点我才明白，孩子的性格情绪，也深受体质影响。长期积食导致的入里化热、脾胃虚弱，会造成肝木过亢——这也是中医“土虚木亢”的理论。孩子肝木过亢、易生心火，就会引起一系列性格、脾气、情志方面的问题。

控制饮食、避免积食，是帮助孩子改善胃强脾弱的第一步。所以，我和孩子一起努力，呵护脾胃从餐桌做起：每日给孩子少食多餐、吃七分饱，每顿饭菜多肉少。

孩子一开始有些不适应，也尝试过哭闹耍赖、拒绝吃饭。全家齐心协力，在此刻尤为重要。我用许教授说过的话安抚心软的爷爷奶奶：“许教授说，孩子不吃就不管他，孩子饿了自然会吃。”

当然，我也会选择好消化、容易饱、美味的食物，让孩子适应起来没那么艰难。比如，小新特别喜欢吃红烧肉，因为肉质软烂、口感丰富，咸甜的汤汁还能拌饭。改变喂养方法后，我选择千叶豆腐等豆制品，配合海鲜菇、鸡腿菇等菌菇类食物，做出来的菜肴不仅味道不输肉类，而且在无形中也减少了肉类的摄入。

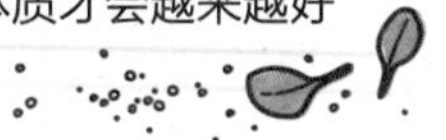

就算给孩子吃肉，像蒸鱼、白灼虾、去皮的鸡肉，都富含营养，同时比较好消化，这类高蛋白低脂肪的食物，也能增强饱腹感。

主食的选择上，不再仅限于米饭。孩子过去喜欢吃菜汁泡饭，这种吃法滋腻不说，更伤脾胃。现在，我会选择番薯、南瓜、馒头、煮得软烂的面条、素菜小馄饨……根据孩子的胃口少量酌食、顺应性喂养，但在种类上给足孩子新鲜感。

而且，每天我都会择一餐给孩子煮粥，让细腻的粥水濡养脾胃，喝米粥配小菜，不仅孩子不像之前那样容易积食、热气了，连老人的高血压也有所好转，我自己的体重也惊喜地减了3kg多，整体气色更好了。

给胃强脾弱的孩子健脾，不能太温补

既然是胃强脾弱，我自然会想到给孩子补益脾胃。许教授有很多健脾的食疗方。小新虚弱的脾胃“嗷嗷待哺”，但刚开始尝试时，我却有点缩手缩脚，因为孩子稍微一吃健脾的食疗就热气。

原来，像白术佛手汤等健脾食疗方，往往都有些偏温性，这对原本就胃火大、胃强脾弱的孩子来说，可能有些过“温”了，很容易“火上浇油”。

之后我学会观察孩子的情况，发现小新舌头有点红了，我就会给他喝1～2次石斛麦冬茶（详见“第2章第6节”）调理，清清虚火内热。当然，如果孩子舌苔黄厚、有积食，则是另一种调理方法——清淡饮食，同时用四磨汤口服液理气消积。

等孩子热气上火的预警消除了，我才考虑给孩子健脾。刚开始的时候，为避免孩子虚不受补，我会选择桃苓汤（详见“第4章第8节”）。其中五指毛桃补益脾肺，土茯苓清热祛湿，配合芦根生津除烦、鸡内金健脾消食，全方能调和脾胃、消积祛湿，既能补脾虚和消积滞，又能清降胃火，进而解决“胃强”难题。

等孩子适应健脾力度了，我还尝试组合搭配“滋阴”食疗方与“健脾”食疗方，在调理脾胃的同时，能大大降低给孩子补到“热气”的概率。

白术佛手汤 + 冬斛饮

材料： 白术 10g，佛手 6g，土茯苓 15g，陈皮 2g，石斛 8g，麦冬 8g，菊花 5g，枸杞 5g，猪瘦肉 50g 左右。

做法： 所有材料下锅，加约 4 碗水，大火烧开后转小火煲至大半碗水，即可晾温服用。每周 1 ~ 2 次。

功效： 滋阴健脾，适合胃强脾弱、气虚偏阴虚质的孩子保健用。

适用年龄： 3 岁以上消化好、无病痛时对证、少量多次分服。蚕豆病患者可服。

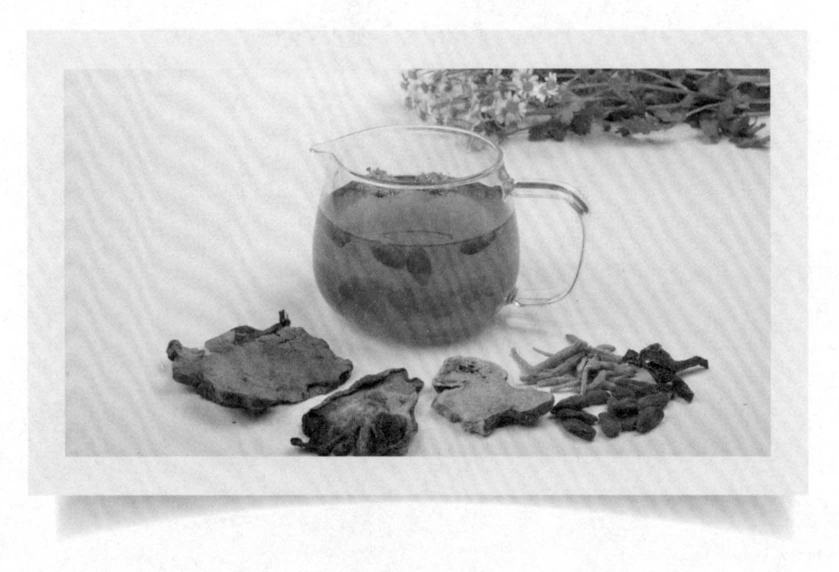

现在的小新是什么情况呢？我终于能自信地“晒娃”了：

半年前，小新有明显的口气异味，经常牙龈出血、口腔溃疡，舌苔厚腻，时不时就会便秘，而且生长发育不达标，4岁多身高刚过100cm，体重16kg。

经过半年的调理，小新偶尔会有积食，但用新三星汤就能马上恢复，不再像之前那样容易热气上火、喉咙发炎。长高了6cm，通过控制饮食、按需喂养，孩子的体重不减反增。幼儿园开学，一段时间不见小新的同学和家长，都惊叹小新蹿高长肉的速度。这让我愈发体会到科学喂养、避免积食、适时健脾的重要性。

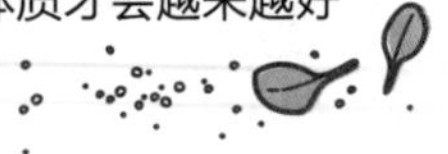

第7节

学会这些方法，小宝宝也可以健脾胃、消化好

家长问：“许教授，您说的保健方法，几乎全都是3岁以上的孩子才能用的，不够年龄的小宝宝想健脾，能不能把其中的药材减量，给宝宝喝少一点？”

我不建议家长们这样做，尤其是含药材的食疗方，给3岁以下的孩子健脾要慎之又慎，宁可少吃，也不要让过量的食疗汤方伤了孩子的脾胃肝肾。家长也不要觉得给孩子少喝一口汤，就亏待了孩子。其实恰恰相反。

孩子3岁之前这一阶段，最重要的是通过科学喂养，给孩子的脾胃消化打下健运的基础。药补不如食补，给孩子吃什么其实不是最重要的，方法和原则才是真正的“神器”。对小朋友来说，最好的健脾方法就是：吃热、吃软、吃少，符合婴幼儿的主食、辅食的合理搭配原则。

《小儿病源方论》里也说：“养子若要无病，在乎摄养调和。吃热、吃软、吃少，则不病；吃冷、吃硬、吃多，则生病。”

吃热，不仅是不吃冷食，还要不吃寒食，尽量选择平性略微偏温的食物；吃软，是指给孩子吃相对更容易消化的食物，并逐渐培养孩子认真咀嚼的习惯；吃少，是控制孩子七分饱，这一点是家长们最难做到的，但要时刻谨记：“四时欲得小儿安，常要三分饥与寒；但愿人皆依此法，自然诸疾不相干”。

除了科学的喂养方法，日常生活中，还有哪些适合小宝宝的健脾保健方法呢？

晒晒后背，补养阳气

晒背，在古时候叫负暄。《老老恒言》中说道：“背日光而坐，列子谓‘负日之暄’也，脊梁得有微暖，能使遍体和畅。日为太阳之精，其光壮人阳气。”阳气来源于太阳，所以晒太阳就是最好的温阳补阳方法。晒太阳，最好是晒孩子的背部。天气好的时候，甚至可以每天给孩子晒晒背，不仅可以温补阳气，还可以祛除堆积在体内的寒气湿邪。具体该怎么晒呢？

晒背时间：9:00—10:00，16:00—17:00

晒背的最佳时间，是早上的9:00—10:00，下午4:00—5:00，这个时间段的气温最为舒适，阳光也不会过于猛烈。

家长可以让孩子趴着或者坐着，拉高背部的衣服，迎着阳光即可，晒到微微出汗效果更好，也可以在自家有阳光的阳台上一边晒后背，一边工字搓背、上捏脊。注意晒的时间不宜超过15分钟。

还有一点一定要注意，最好选择无风晴朗日给孩子晒后背，如果风大、阴天、灰霾天、气温低，就不能让孩子在户外晒背了。

晒完背后：补充水分，注意防寒

晒背后，孩子微微出汗，此时如果忽略了背部的保暖，风邪侵入人体，反而更伤阳气。所以晒背后要及时用干毛巾为孩子擦干汗水，再穿好衣服。

孩子出汗后，要及时补充水分，可以喝一些温开水，也可以每周给孩子煮1～2次滋阴清润的食疗方。

健脾保健类小儿推拿

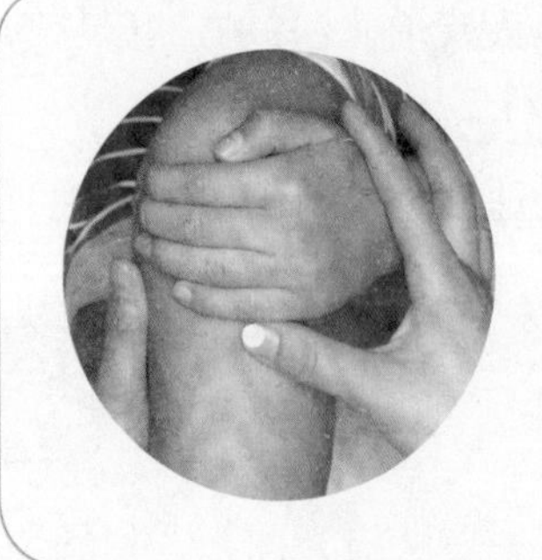

按揉足三里 1 ～ 3 分钟

位置：在外膝眼下3寸（孩子四个横指的宽度），离胫骨前缘一横指处。

操作：用拇指或食指作逆时针按揉。

功效：健脾和胃，强身健体。

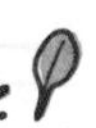

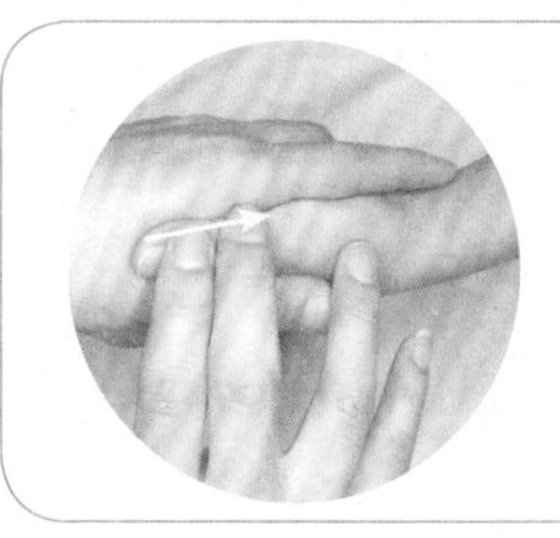

补脾经 100 ~ 300 次

位置： 在拇指桡侧缘，或在拇指螺纹面。

操作： 循拇指桡侧缘，由指尖向指根方向直推。

功效： 健脾胃，补气血。

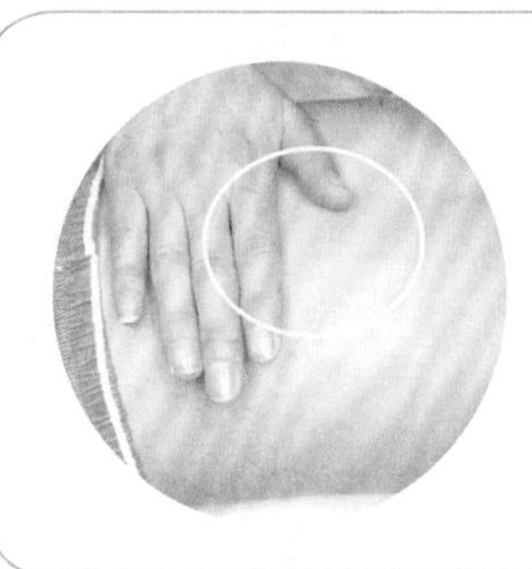

摩腹 逆时针 3 分钟，顺时针 1 分钟

位置： 腹周大腹部。

操作： 用手掌摩腹，掌心微微带动腹部皮肉。

功效： 调节五脏六腑，促进消化吸收，调节二便。

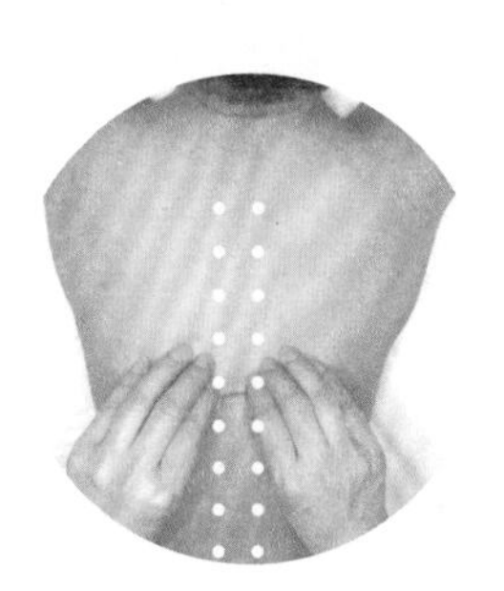

上捏脊 5 次

位置： 从颈部的大椎到下腰骶部的长强，两个穴位的连线上。

操作： 从下腰骶部的长强，到颈部的大椎，自下而上作“捏三提一”。

功效： 调和阴阳，理气血，增强体质。

注意： 帮孩子捏脊时，更建议拇指在前，食指在后，两手拇指沿着脊柱中线交替向后捻动，食指向前推行移动。

重点给大家介绍一下上捏脊的手法与运用。一般我们说捏脊，通常指的是上捏脊，它对家长来说比较好学，也相对更安全，尤其是对小孩子来说，在促进脾胃消化功能、增强体质、预防各种小儿常见病方面效果是比较明显的。

不要小看这一动作，督脉是“阳脉之海”，统领全身阳气，通过替孩子捏脊，刺激处于背部正中位置的督脉，以及督脉两侧的足太阳膀胱经，能够达到疏通经络、调和脏腑、升阳助长的小儿保健功效。

很多家长也向我反馈：“各种小儿推拿手法中，孩子比较能接受的就是捏脊。”力度用得对，手法得宜，很多孩子都不会抗拒捏脊。这也是我比较赞成家长们学捏脊，时不时给孩子捏脊升阳助长的原因。

但不是所有宝宝都适合捏脊，再安全的推拿手法，也需要家长有一定基本判断能力。

孩子多大能捏脊

判断宝宝何时能捏脊，主要看宝宝是否能自主翻身（注意尝试翻身和自主翻身的区别，家长们不要太着急）。这个动作的完成通常在宝宝4～5月龄时。

安全起见，不放心的家长，也可以等到宝宝6月龄了，再开始尝试给他捏脊保健。这么做的原因是考虑到宝宝皮肤稚嫩，骨骼软，颈部、腰部的支撑力弱，避免造成不必要的划伤和扭伤。此外，年龄较小的婴儿处于俯卧位，也有窒息的风险。

给1岁以下的小宝宝捏脊，最好只捏不提，力度也要轻柔，且最好在白天、吃饱后半小时、宝宝精神状态好的情况下尝试，次数不必太多，3次左右就够了。

宝宝若不配合，也不必强求，揉脚、晒太阳，也是助阳的好方法。

大一些的孩子可以每天捏脊，但捏脊的次数应控制在5次左右，不要太多。体质较弱的孩子，可以捏5天，休息2天。

以下情况暂时不适合捏脊

安全起见，最好选择孩子消化好、无病痛，尤其无热证的时候捏脊保健，捏脊时孩子的情绪要平和，不要大哭、大闹、跑跳出汗完立刻捏脊。

如果家长确定自己使用了正确的捏脊手法和频次，却导致孩子“热气”，那么这往往是因为孩子身体本身就有热，导致一帮助孩子升阳助长，反而等于在原本的“热”上添一把柴。积滞化热、阴虚化热、发热的孩子，暂时都不适合捏脊。

还要注意一点，典型的“能吃不长个、反复热气上火”的胃强脾弱、胃火大的孩子，在没有清胃火之前，也不太建议捏脊。

此外，捏脊的手法是升阳助阳的，一定程度上也会助热，正因为如此，我也在前面详细标注了，孩子捏脊的次数不能贪多，每天5次左右作为保健用就可以了。有的家长觉得捏得越多越好，早晚捏脊，每回捏十几次，长期如此，反而对孩子的身体无益甚至有害。

还有的孩子捏脊之后出现感冒流涕的情况，很有可能是捏脊时后背大面积暴露，没有注意保暖，导致孩子着凉了。

这些健脾食疗方，小宝宝也能用

给小宝宝添加辅食后的一段时间内，家长们一定要格外注意宝宝的脾胃消化状况。我面诊的低龄宝宝中，最容易脾胃受损的阶段，往往就是刚添加辅食的那段时期。所以，给小宝宝添加辅食之初，先不要考虑给孩子健脾补益，更重要的是，每日喂养要符合宝宝的脾胃消化习惯。如果宝宝一添加辅食就积食，最好先暂停健脾补益的食疗方、辅食。

小宝宝适应辅食良好，平时消化状态也不错，身体健康时，也不是不可以服用健脾食疗方。以下两个食疗方，可以在宝宝身体状况好的时候，每周喝1次；小宝宝服用，只喝小半碗即可。

茯苓粥

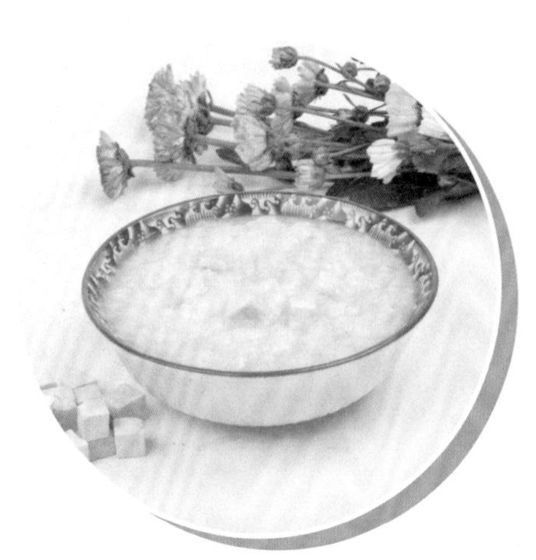

材料：茯苓 10g，粳米或大米 20g。

做法：所有材料下锅，加约 3 碗水，大火烧开后转小火煮至粥水软烂即可。1 周 1 ~ 2 次。1 岁以内孩子，隔渣喝粥水。

功效：生津滋阴，消积健脾。

适用年龄：宝宝加辅食后，消化好、无病痛时对证、少量多次分服。蚕豆病患者可服。

小儿健脾方

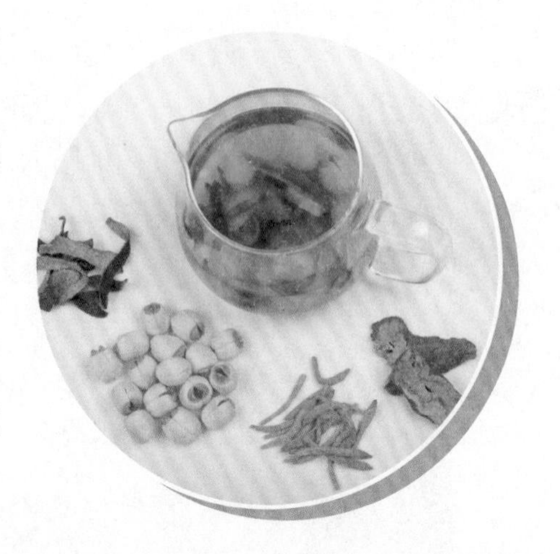

材料：太子参 3g，白术 8g，去心莲子 5g，陈皮 1g。

做法：所有材料下锅，加约 2 碗水，大火烧开后转小火煎至大半碗即可服用。1 周 1 次。

功效：健脾和胃。

适用年龄：宝宝加辅食后，消化好、无病痛时对证、少量多次分服。蚕豆病患者可服。

1岁以上的孩子，除了茯苓粥和小儿健脾方，还可以选择山药花生粥；而对于脾胃偏虚弱，经常容易积食，或吃多吃撑、将积未积的孩子来说，二芽猪横脷汤也是个不错的选择。

山药花生粥

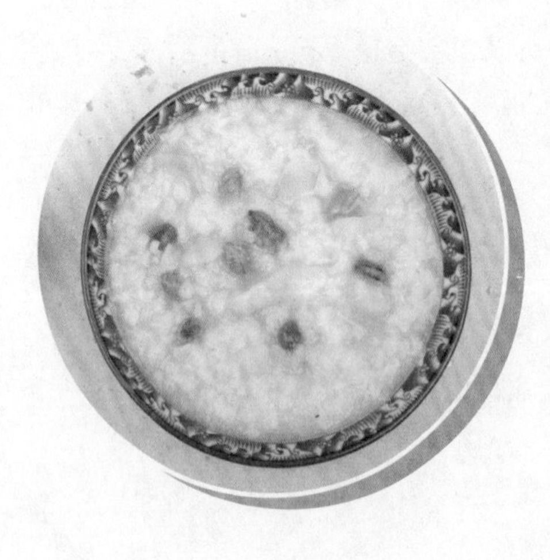

材料：鲜山药 10g，花生米 8g，粳米 20g。

做法：山药洗净切块，与花生、粳米一起下锅，加适量清水后大火烧开，转小火煲至米粥软熟即可。1 周 1 次。

功效：养脾胃，补肺气。

适用年龄：1 岁以上孩子，消化好、无病痛时对证、少量多次分服。蚕豆病患者可服。1 ~ 2 岁隔渣喝粥水，避免被花生呛到。

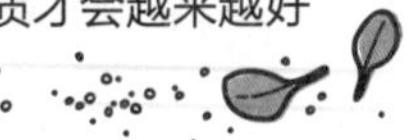

二芽猪横脷汤

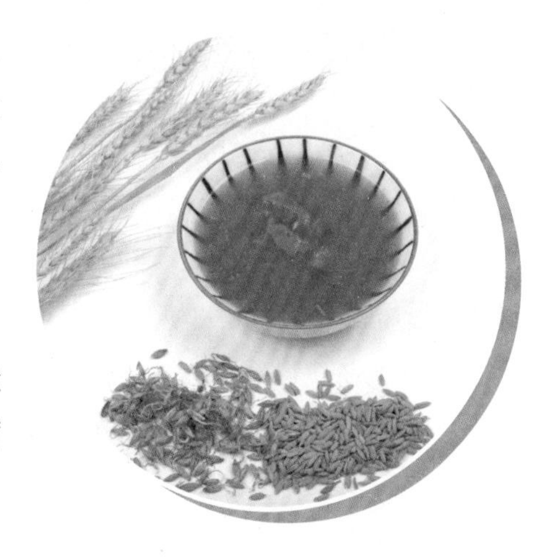

材料：谷芽 8g，麦芽 8g，猪横脷 1 条。
做法：所有材料下锅，加约3碗水，大火烧开后再煲15分钟即可。每次喝小半碗，每天1次，视情况连用1～3天。
功效：消积健脾，适用于食欲不振、容易积食的孩子。
适用年龄：1 岁以上孩子，消化好、无病痛时对证、少量多次分服。蚕豆病患者可服。

呵护情志，也能健脾胃

除了食疗方，最后也想提醒各位家长，孩子的情志对脾胃消化功能的影响也不容小觑。家庭和睦幸福的孩子就比家中争执多的孩子更健康。临床上，我也越来越体会到情志对孩子身体的影响。

人体的喜、怒、忧、思、悲、恐、惊七种情志变化均可导致疾病的发生，也就是中医说的“七情致病”。怒伤肝，忧思伤脾。情绪低落、压抑，肝气不畅，克郁脾土，使脾胃更加虚弱。

如何呵护孩子的情志？方法有很多，不要让孩子的情绪起伏过大，不要让孩子疯跑、疯玩，不要呵斥、打骂孩子，家庭关系要和睦、少争执，多陪伴孩子，与孩子多沟通交流……这些都是家长能做且应该做到的事情，家人尽量多的陪伴是最好的亲子教育。

所以，呵护孩子的脾胃消化，家长要学会科学的喂养方法，哪怕孩子出现积食的情况，也不要慌张焦虑，孩子的脾胃本身就是虚弱易积的，给孩子及时消积，在孩子消化好、无病痛时，用食疗、保健方法，给孩子补阳气、健脾胃……不仅如此，孩子的衣食住行、情志、医疗等方方面面，家长都需要顾护周全。只要学会了这些最核心的育儿知识，孩子肯定能脾胃好、快长高！

最后，也祝所有家长能在育儿路上少走弯路，得心应手！

第8节

呵护脾胃小食谱：更多健脾胃食疗方

健脾养肺：五味异功散

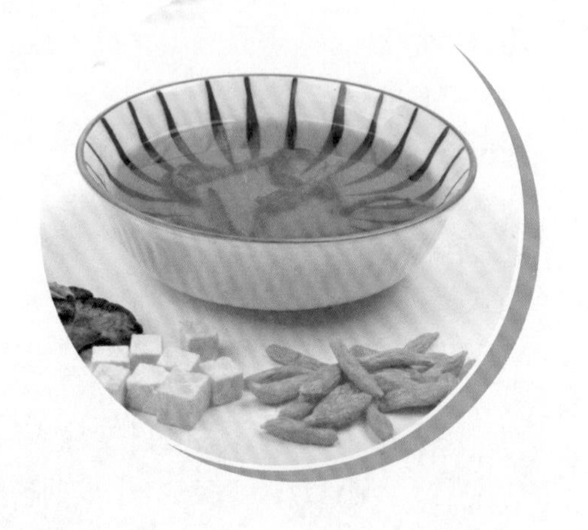

材料：太子参 9g，白术 9g，茯苓 9g，炙甘草 3g，陈皮 2g。

做法：所有材料下锅，加约 2 碗水，文火煲取至 1 碗服用。每周不超过 2 次。

功效：健脾理气，具有增强上焦肺与中焦脾的功能。

适用年龄：3 岁以上孩子，消化好、无病痛时对证、少量多次分服。蚕豆病患者可服。

健脾养肺、预防呼吸道疾病：理脾补肺方

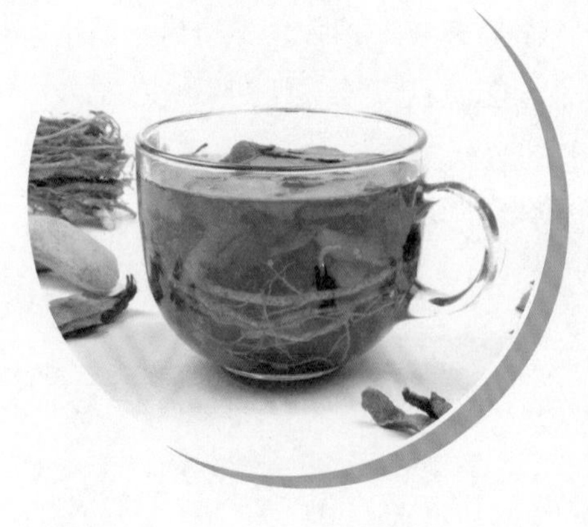

材料：五指毛桃 12g，土茯苓 12g，陈皮 2g，佛手 5g，杧果核 12g，麦冬 8g，布渣叶 12g，甘草 3g。

做法：所有材料下锅，加约 4 碗水，大火烧开后转小火，煎取 80 ~ 120mL 为 1 剂 1 人量。每天 1 剂，分 2 ~ 3 次服用，每周 1 ~ 3 次。

功效：养阴生津，健脾益胃，清心安神。

适用年龄：2 岁以上孩子，消化好、无病痛时对证、少量多次分服。蚕豆病患者可服。

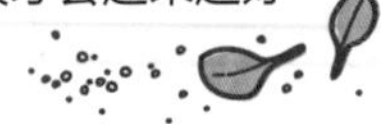

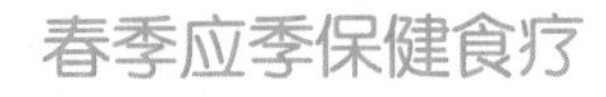

春季应季保健食疗

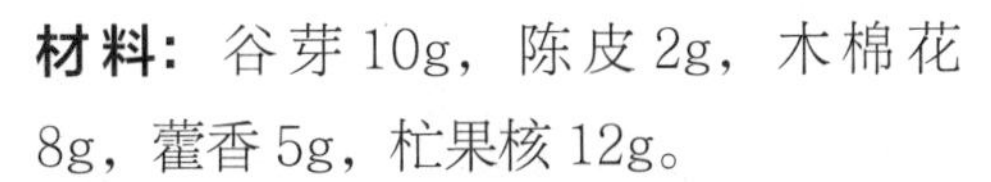

健脾、疏肝、祛湿：疏春方

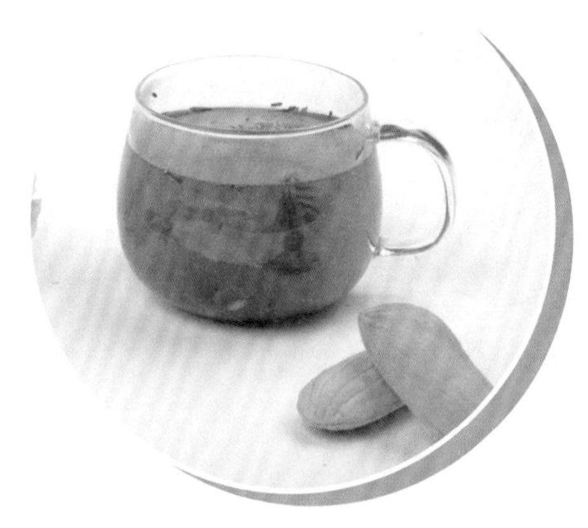

材料： 谷芽 10g，陈皮 2g，木棉花 8g，藿香 5g，杧果核 12g。

做法： 所有材料下锅加适量水，烧开后转小火煲约 20 分钟，煲至 1 碗水或小半碗水饮用。

春季可每周给宝宝喝 1 次。如果宝宝轻微积食，可配合素食连续喝 1 ~ 3 天。

功效： 消积祛湿，健脾养胃，疏风理气，还可预防伤风外感。

适用年龄： 2 岁以上孩子，消化好、无病痛时，对证、少量多次分服。蚕豆病患者可服。

夏季应季保健食疗

健脾、祛湿：炎夏健脾方

材料： 炒白扁豆 15g，土茯苓 12g，冬瓜仁 10g，麦冬 8g，去心莲子 8g，陈皮 2g。

做法： 所有材料下锅，加约 3 碗水，小火煎煮至 1 碗即可。消化好时每周可服 2 次。

功效： 健脾，燥湿，助消化。

适用年龄： 2 岁以上孩子，无病痛、消化好时可服。蚕豆病患者可服。3 岁以上孩子，可加 50g 猪瘦肉煲水服用。

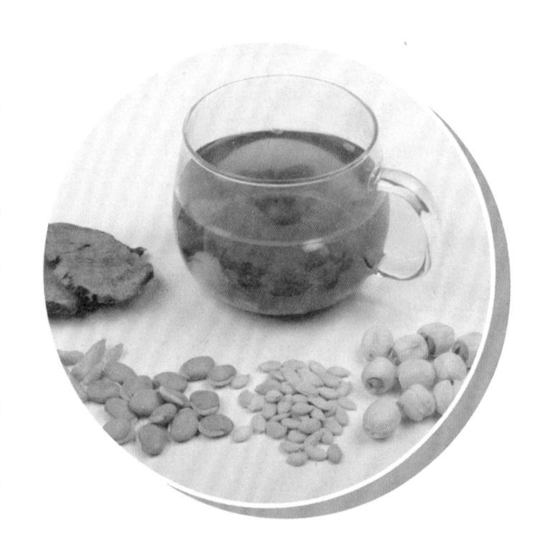

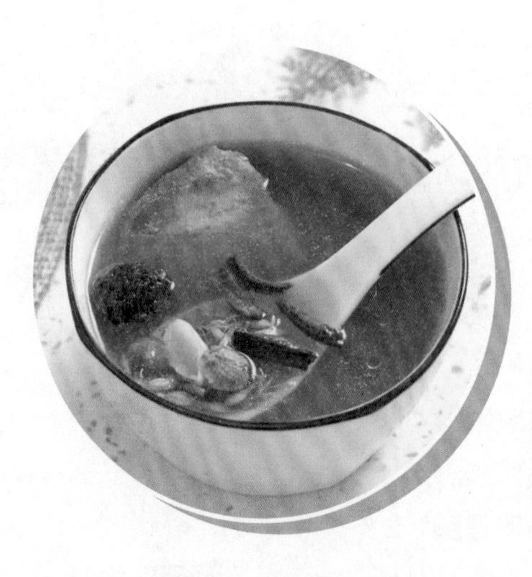

秋季应季保健食疗

健脾、润燥、柔肝：小儿安秋方

材料：炒谷芽10g，炒麦芽8g，陈皮2g，乌梅5g，去心莲子5g，百合8g，猪瘦肉50g。

做法：所有材料下锅，加约3碗水，大火烧开后转小火煲40分钟至1小时即可。每周1～2次。

功效：消食健胃，理气润燥。

适用年龄：2岁以上孩子，消化好、不生病时对证、少量多次分服。蚕豆病患者可服。

冬季应季保健食疗方

健脾、温阳、补肾：小儿暖冬方

材料：芡实8g，核桃1颗，五指毛桃10g，白术15g，百合5g，去心莲子5颗。

做法：所有材料下锅，加约2碗水，大火烧开后转小火煲40分钟即可。

功效：补脾益肾，适用于有胃口不佳、睡眠不好、手足冰凉等症状的孩子。

适用年龄：2岁以上孩子，对证、少量多次分服。蚕豆病患者可服。

注意：此方不宜与牛奶同食。

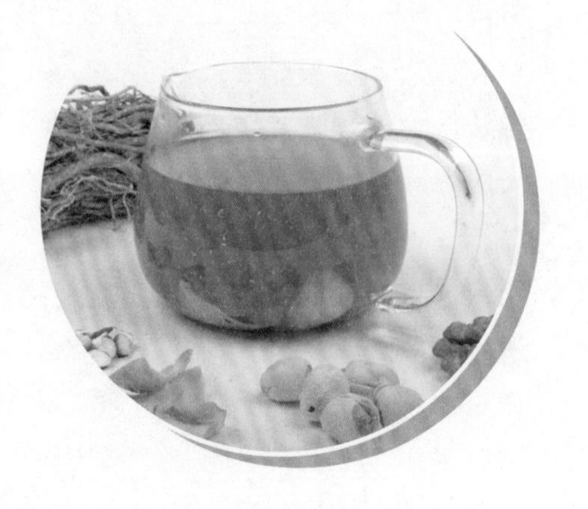